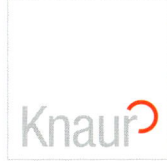

Gabi Schierz ▪ Gabi Vallenthin

LOW FETT 30
Im Job &
unterwegs

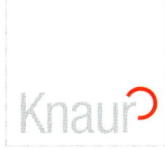

Gabi Schierz ▪ Gabi Vallenthin

LOW FETT 30
Im Job &
unterwegs

www.knaur.de

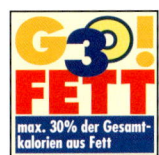

GO! 3 FETT
max. 30% der Gesamt-
kalorien aus Fett

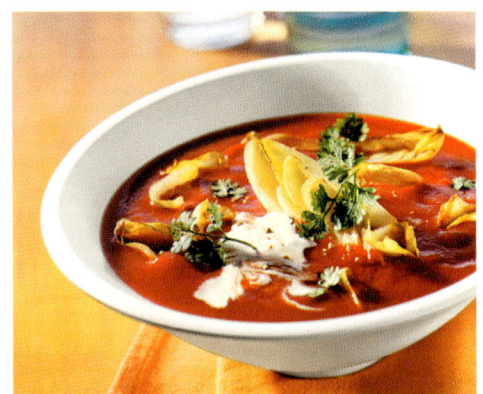

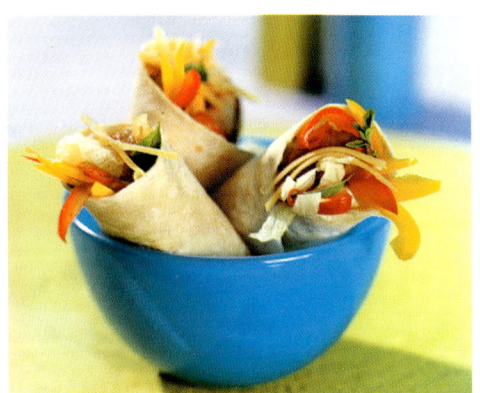

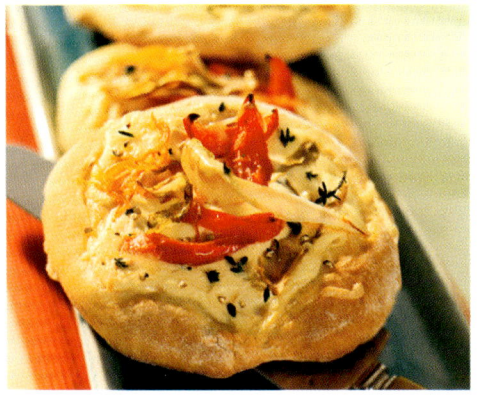

Inhalt

LOW FETT 30 ... im Job und unterwegs

Berufstätig? Immer auf Achse? Gar nicht so einfach, sich abseits der eigenen Küche vernünftig zu ernähren. Geschäftsessen, Dienstreisen, Seminare, Einladungen... überall ist man von mehr oder minder begnadeten Köchen und ihren Angeboten abhängig: Frittiertes, wohin das Auge reicht, Butter- und Rahmgemüse, Aufläufe, gratinierte Beilagen... und das Fleisch in aller Regel gebraten, nicht gegrillt. Die Qualität der Saucen ist abhängig von der Güte des Restaurants: Pappig und schwer in der Kantine, sahnig leicht im Gourmettempel – und dennoch zu fett.

Besonders »gekniffen« sind diejenigen, die im Außendienst schnell, nicht zu teuer und trotzdem gut essen wollen. Da nimmt sich der Wunsch nach fettarmer Küche wie der Versuch von der Quadratur des Kreises aus: Dank LOW FETT 30 gibt es viele Tricks und Möglichkeiten, sich auch im Job und unterwegs »fett-bewusst« zu ernähren.

Was ist eigentlich LOW FETT 30?

LOW FETT 30 bedeutet, dass maximal 30 Prozent der Kalorien aus dem Fett kommen sollen, wie es u. a. die Deutsche Gesellschaft für Ernährung empfiehlt. Damit sind nicht 30 Prozent von der Gesamtmenge (also 30 Gramm Fett pro 100 Gramm) gemeint und auch nicht 30 Prozent in Trockenmasse. 30 Prozent der Kalorien aus Fett bedeutet, dass 30 Prozent des Brennwertes aus Fettkalorien kommen sollen.

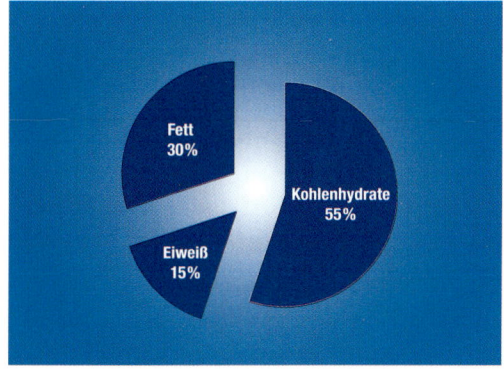

Empfehlungen zur täglichen Energieaufnahme

Ein Gramm Fett hat nämlich 9 Kalorien – gegenüber 4 Kalorien, die Eiweiß und Kohlenhydrate pro Gramm mitbringen. Der kalorische Wert ist beim Fett also mehr als doppelt so hoch wie bei Eiweiß oder Kohlenhydraten.

So können Sie den Anteil der Kalorien aus Fett berechnen:

$$\frac{\text{g Fett x 9 kcal x 100}}{\text{\% kcal aus Fett (Fettkalorien)}} = \text{Gesamtkalorien}$$

Es ist deshalb nicht erforderlich, auf Fett ganz zu verzichten, sondern es kommt auf das richtige Mischungsverhältnis von Eiweiß, Kohlenhydraten und Fetten an.

Und die Umsetzung auf den eigenen Ernährungsplan ist gar nicht so kompliziert. Bei LOW FETT 30 kommen wir mit drei einleuchtenden Regeln aus (s. Kasten Seite 6).

Drei goldene Regeln

1. Essen Sie, wenn Sie Hunger haben. Sie sollen nicht hungern – aber Sie sollen auch nicht ständig irgendetwas knabbern und knuspern. Wenn Sie Hunger haben, essen Sie etwas – aber nach Möglichkeit nur dann.
2. Hören Sie auf, wenn Sie satt sind. Ja, Sie sollen sich satt essen. Aber nicht mehr. Nicht so lange futtern, bis nix mehr geht.
3. Alles, was Sie in den Mund schieben, soll LOW FETT 30 sein.

Jaaa, werden Sie sagen, genau Regel 1 und 2 sind ja mein Problem. Ich kann Hunger von Appetit nicht unterscheiden und, bis ich merke, dass ich satt bin, habe ich mich meist schon überfressen. Kennen wir. Ist bei allen so. Nur die Schlanken haben mit diesen Regeln keine Probleme – da wissen wir mal wieder, warum die Dinge so sind, wie sie sind. Aber: Man kann es wieder lernen. Man kann sich selbst sensibilisieren.

Also: Bevor Sie auf die verlockenden Rufe des einsamen Kekses im Büro reinfallen, fragen Sie sich: Habe ich HUNGER? Nein? Dann muss sich der Keks ein anderes Opfer suchen! Aber wenn Sie Hunger haben, dann spricht nix dagegen – vorausgesetzt, dieser Keks ist LOW FETT 30.

Achtung: Ihr Körper braucht Fett

Fett ist für den Organismus notwendig. Wir können jetzt nicht hergehen und ganz und gar auf Fett in der Nahrung verzichten. Entscheidend ist die richtige Auswahl von Fetten und die sparsame Dosierung. Man unterscheidet Fette nach dem Grad der Stabilität ihrer molekularen Verbindungen in gesättigte, einfach und mehrfach ungesättigte Fettsäuren. Je gesättigter ein Fett ist, umso fester ist es und umso weniger ist es geneigt, mit Sauerstoff und anderen chemischen Elementen neue Verbindungen einzugehen. Gesättigte Fette sind überwiegend tierische Fette ... allen voran eben die Speckschichten, die Tiere – und damit auch wir – am Körper tragen. Abgesehen von einem notwendigen »Basisvorrat« ist dieses Fett für uns Ballast: Es verstopft die Arterien und begünstigt so mit der Zeit absolut vermeidbare Folgeerkrankungen. Die Rate an Bluthochdruck, Diabetes-Typ-2, Schlaganfällen, Herzinfarkten, erhöhten Cholesterinwerten usw. ließe sich durch eine Senkung des Anteils an gesättigten Fetten auf breiter Front deutlich senken.

Vorsicht bei tierischen Fetten

Im Klartext heißt das: Essen Sie weniger Nahrungsmittel, die tierisches Fett beinhalten. Essen Sie weniger fettes Fleisch, weniger Käse, weniger Wurst und schränken Sie den Konsum fetter Milchprodukte ein (Butter, Sahne, Crème fraîche und alle daraus hergestellten Produkte). Gesättigte, tierische Fette haben Sie schon selbst – die brauchen Sie also nicht im Übermaß zu sich zu nehmen! Ungesättigte Fette kommen in Pflanzen vor, in Nüssen (Mandeln, Walnüsse), in Kernen und Samen (Sesam, Leinsamen, Mohn) und in fetten Pflanzenfrüchten (Oliven, Avocados). Diese Fettquellen sind tierischen Fetten immer vorzuziehen. Sie benötigen sogar bestimmte Fettbestandteile für Ihren Stoffwechsel, diese nennt man »essentielle« (= lebensnotwendige) Fettsäuren. Weil wir nicht in der Lage sind, diese essentiellen Fette selbst zu bilden, müssen wir sie von außen zuführen. Aber - und das ist die Einschränkung dazu - es reichen davon geringe Mengen. Mit 1 bis 2 Esslöffel Nüssen oder Öl pro Tag kommen wir gut aus.

Dazu kommen noch die Omega-3- und die Omega-6-Fettsäuren, ebenfalls essentiell, die Sie besonders leicht durch den Verzehr von fettem Seefisch erhalten. Lieferanten dieser Fette sind vor allen Dingen Lachs, Makrele und Hering. Roh genossen sind die Fische sogar noch besser für ihren Körper zu verwerten, z.B. beim Graved Lachs, Matjes oder Sushi.

> **Merke:**
> Ihr Körper braucht auch Fett in der Nahrung, aber in weit geringeren Dosierungen, als wir sie normalerweise zu uns nehmen. Tierische Fette sollten Sie meiden und stattdessen Ihren Bedarf an Fett aus Seefisch und Pflanzenölen decken. 2 Esslöffel pro Tag sind in jedem Falle ausreichend!

Fettarme Alternativen – im Job und unterwegs

Es gibt - wenn man sich einmal mit dem Thema LOW FETT 30 näher auseinandergesetzt hat - jede Menge Tricks, wie man Fettfallen im Alltag umgeht.

Setzen Sie auf Beilagen

Wenn das Fleisch sehr fett ist, wenn der Salat in Öl schwimmt oder das Buffet aus überwiegend ungeeigneten Arrangements besteht, hilft der Beilagentrick: Essen Sie zu dem fetten Angebot einfach ein Stück Brot, etwas Reis oder Nudeln, die nicht in Butter geschwenkt wurden. Auch Kartoffeln - nicht mit Butter »verfeinert«, nicht gebraten und schon gar nicht gratiniert oder frittiert - sind geeignet. Essen Sie etwas mehr Brot vorab, dann haben Sie schon nicht mehr so einen Riesenhunger - und können auf einen Teil des fettreichen Angebotes dann auch leichter verzichten. Natürlich: Wenn es gleichzeitig fettarme Varianten gibt, dann nehmen Sie besser die!

Hände weg von Besprechungskeksen

Was immer man Ihnen anbietet an Keksen: Die erreichen fast alle einen Prozentanteil der Kalorien aus Fett über 50 Prozent - also eindeutig zu viel! Regen Sie in Ihrem Unternehmen an, dass frisches Obst und LOW FETT 30-Süßigkeiten auf den Tisch kommen (Gummibärchen, After Eight, Schokolinsen - um nur einige zu nennen). Diese Alternative ist nicht einen Cent teurer - aber 100 Prozent gesünder!

Packen Sie Marschverpflegung ein

Wenn Sie schon mal häufiger im Außendienst sind, werden Sie mir beipflichten: In

Ruhe ein Mittagessen – womöglich zwischen zwei Terminen – einzunehmen, ist wirklich die Ausnahme. Meist drückt man sich an irgendeiner Tankstelle irgendwas zwischen die Zähne – Schokoriegel, Bockwurst, Käsebaguette – und schon geht´s weiter. Solange es in Tankstellen noch kein LOW FETT 30-Angebot gibt, müssen Sie sich schon zu Hause mit den richtigen Sachen eindecken und diese mitnehmen.

Obst (Äpfel, bereits entsteinte Pflaumen, Trauben und mundgerecht geschnittene Pfirsiche und Aprikosen) und Knabbergemüse (Kohlrabi, Möhren, Paprika) in Streifen sind ideal. Auch eine Tüte der fettarmen SCHIPPS von LOW FETT 30 oder LOW FETT 30-Müsliriegel sind ideal. Gummibärchen dagegen können zu einem dicken Klops zusammenschmelzen und Produkte mit Schokolade sind gänzlich ungeeignet. Eine gegrillte Hühnerkeule vom Vortag, ein Vollwertbrötchen mit Schinken, ein Salat in einer verschließbaren Plastikschüssel zeugen von wahrhaft strategischer Planung – und, wer eine Kühltasche im Auto hat oder sogar einen Minikühlschrank zum Anschluss an den Zigarettenanzünder, ist alle Versorgungsprobleme mit einem Schlag los. Dazu müssen Sie lediglich am Abend vorher die Weichen stellen. Und genau hierfür haben wir leckere Rezepte für Sie!

Alternativen bei Fastfood

Der Hamburger des bekannten schottischen Gourmet-Tempels hat nur 31,5 Prozent Fettkalorien. Der Cheeseburger dagegen schon über 50 Prozent und der Burger mit Fisch sogar 55 Prozent. Haben Sie sich bislang auch immer für die vermeintlich gesündeste Variante, den Fisch, entschieden? Fühlen Sie sich getröstet, das ist bei fast allen Menschen so! Der königliche Konkurrent der Schotten hat meist einen recht hohen Fleischanteil. Bestellen Sie alle Burger grundsätzlich ohne Käse und ohne Remoulade oder Mayonnaise. Nehmen Sie stattdessen mehr Ketchup oder Barbecue-Sauce. Dann stimmt die Mischung wieder.

Beim Hühnchenanbieter aus Kentucky sollten Sie das Hühnchenbrustfilet wählen und, falls es paniert wurde, die Panade einfach so gut es geht herunterkratzen. Funktioniert und schmeckt auch noch! Angebote von der Nordsee sind auch nicht zu verachten. Bestellen Sie die Sandwiches aber immer ohne Remouladensauce und ohne Mayonnaise! Nahezu fettfrei sind Krabben und Krebsfleisch (Surimi), und Graved Lachs liefert Ihnen die Portion essentieller Fette... dann mal Petri heil!

Sie merken: Selbst Fastfood, so sehr es auch verschrien ist, ist nicht verboten – solange Sie die richtige Auswahl treffen. Es gibt auch in der fettigsten Pommesbude immer noch irgendwo eine verhältnismäßig sinnvolle Alternative. Und wenn gar nichts geht: Vielleicht finden Sie ein paar Meter weiter einen Bäcker, der Ihnen ein richtig leckeres Schinkenbrötchen ohne Butter, aber mit Gurke, Ketchup und Salatbeilagen verkauft.

Die Kantine

Traurig, was sich hier abspielt – aber die immer häufiger anzutreffenden Salatbars sind zumindest im Sommer eine echte Alternative. Ein Brötchen dazu oder ein paar Salzkartoffeln … ein Löffelchen Vinaigrette darüber … fertig ist das Mittagessen. Wenn Sie den Salat nicht selbst zusammenstellen können, z. B. in Restaurants, lassen Sie sich das Dressing separat geben. Dann können Sie es zumindest selbst dosieren. Fragen Sie nach gegrilltem Fleisch. Verlangen Sie Saucen separat. Nutzen Sie Angebote wie Asia-Wochen mit frischer Küche aus dem Wok – und meckern Sie, wenn Gerichte zu fett sind. Beschweren Sie sich beim Koch, beim Personalchef, beim Betriebsrat … je mehr Leute sich für eine gesündere Ernährung einsetzen, umso schneller ändert sich was.

Zu fette Ernährung mit all ihren Folgeerscheinungen hat so nachhaltige betriebs- und volkswirtschaftliche Auswirkungen, dass man sich wundern muss, warum hier nicht längst angesetzt wird. Jeder Handgriff, jeder Winkel betrieblicher Strukturen wird zur Kosteneinsparung durchleuchtet, doch beim größten Kostenfaktor, den Mitarbeitern und dem Erhalt ihrer Effektivität, haben Kostenrechner und Controller einen blinden Fleck.

Weniger Fett, mehr Gesundheit?

Leider gibt es keine Studien, die nachhaltig den Zusammenhang zwischen bestimmten Erkrankungen und der Ernährung anhand repräsentativer Untersuchungen und auf breiter Front nachweisen. Studien sind nämlich teuer und werden meist nur von der Industrie in Auftrag gegeben – die damit irgendeinen wirtschaftlichen Zweck verfolgt. Und wenn sich gesundheitliche Probleme mit einem anderen Essverhalten lösen lassen, bräuchten wir ja keine Pillen zu kaufen. Es gibt also genau genommen niemanden, den solche Ergebnisse so sehr interessieren, dass er wirklich Geld in die Hand nimmt, um verlässliche Ergebnisse zu erhalten.

Es ist auch witzig, dass Sie heute dies und morgen das in der Zeitung lesen. Auch hier macht sich der Webfehler im Forschungssystem nachhaltig bemerkbar. Bei Studienansätzen zum Thema »fettreiche Ernährung«, die mit 5 männlichen Studenten durchgeführt werden, kommt mit Sicherheit ein völlig anderes Ergebnis heraus, als wenn Sie diese Studie mit 40-jährigen Müttern von mindestens 2 Kindern durchführen. Dennoch werden uns die Ergebnisse, die sich aus der Studie mit den jungen Männern ableiten lassen, als der letzte Stand der Wissenschaft verkauft – natürlich immer mit dem Anspruch auf Allgemeingültigkeit.

Wer heilt, hat Recht

Von vielen Menschen, die ihre Ernährung auf LOW FETT 30 umgestellt haben, bekommen wir nette Briefe, in denen sie über die Veränderungen berichten, die sich durch fettarmes Essen ergeben haben. Dass man weniger Medikamente gegen Bluthochdruck benötigt, wenn man fettarm isst und sich bewegt, liegt nahe. Dass einige aber mit geringeren Dosierungen ihrer Medikamente gegen Rheuma oder Asthma auskommen, hat uns ebenso erstaunt wie die zahlreichen Briefe, in denen Leser unserer Bücher von Verbesserungen bei Allergien berichten. Von Gewichtsabnahmen, die teilweise nur noch als »drastisch« bezeichnet werden können (von mehr als 25 Kilo bis zu fast 80 Kilo), ganz zu schweigen.

Ganz ehrlich. Es ist völlig egal, nach welcher Methode Sie Ihr Gewicht reduzieren. Es gibt einfach keine für alle und jeden verbindliche Wahrheit. Entscheidend ist, ob es bei Ihnen funktioniert und ob Sie es durchhalten. Nicht jeder kann sich auf bestimmte Ernährungsformen einlassen. Es gibt Hunderte von Möglichkeiten, sein Gewicht loszuwerden – die Frage ist nur, ob Sie es langfristig durchhalten – ohne je wieder zuzunehmen – und ob Sie es bezahlen können und wollen. Was uns wirklich freut ist, dass LOW FETT 30 ein Konzept ist, das auch denen schon geholfen hat, die beim Thema »Gewicht« längst resigniert hatten.

Für viele ist es das einzige Ernährungskonzept, das sie ohne dramatische Einschränkung ihrer täglichen Essgewohnheiten durchführen können. Es ist für Vegetarier ebenso anwendbar wie für Gourmets, und auch Berufstätige, Familien, Singles können sich auf eine Reduktion von Fett einlassen. Sie müssen noch nicht einmal kochen können – und Sie brauchen keine exotischen Zutaten. Außer, Sie möchten richtig lecker exotisch kochen!!! Entscheidend ist, dass Sie bereits beim Einkaufen mit dem Einsparen von Fett anfangen. Nicht erst beim Kochen. Denn was Sie im Haus haben, werden Sie auch essen. Übernehmen Sie die Verantwortung für das, was in Ihrem Haushalt eingekauft wird, dann ist der Rest, das Kochen und Zubereiten, nur noch ein Klacks.

Einkaufen … im Job und unterwegs

Das richtige Einkaufen ist die einfachste Möglichkeit, auch in schwachen Momenten standhaft zu bleiben. Denn wenn Sie nichts Fettes zu Hause haben, können Sie es auch nicht essen. Samstag ist Hamstertag – am Samstag haben Sie wahrscheinlich mehr Zeit, um einkaufen zu gehen. Nehmen Sie sich also spätestens am Freitagabend unsere LOW FETT 30-Nährwerttabelle zur Hand und durchleuchten Sie erst einmal Ihren Kühlschrank. Alle Produkte, die Sie da finden, sollten Sie in unserer Nährwerttabelle überprüfen. Wenn Sie nicht LOW FETT 30 sind, legen Sie ein kleines Zettelchen in dieser Seite ein und nehmen das Produkt aus dem Kühlschrank. Ihre Mutter freut sich vielleicht darüber oder Ihre super-schlanke Freundin … Sie trennen sich besser davon.

Was die Werbung alles verspricht

Und ärgern Sie sich nicht, wenn Sie feststellen, dass Sie auf die Versprechen in der Werbung reingefallen sind. Dafür ist Werbung schließlich da: Ihnen ein Produkt schmackhaft zu machen – wir kennen niemanden,

Merke:
Wenn Sie unterwegs essen gehen, denken Sie daran, dass Sie vor allem bei der Wahl aus einer Speisekarte anfangen, Fett zu sparen. Denn auch was man Ihnen nett angerichtet vorsetzt, werden Sie essen.

der sich bei der Sichtung der Vorräte nicht gewundert hat. Das Gleiche machen Sie mit Ihrem Tiefkühler und Ihren Vorratsschränken. Und dann gehen Sie Seite für Seite unserer Nährwerttabelle den eingelegten Zettelchen nach und suchen sich in der jeweiligen Kategorie etwas Neues aus. Und das kaufen Sie dann Samstag früh gezielt ein.

Beispiel: Sie finden eine Pizza Salami in Ihrem Tiefkühler. Nie LOW FETT 30 – na ja, dann wissen Sie wenigstens, woran es liegt! – und suchen sich eine andere Pizza aus ... besser noch: Wählen Sie ein paar Alternativen und sehen Sie dann zu, welche Sie davon bekommen. Keine Sorge: Jede Handelskette, die wir kennen, auch die Discounter, führen auch LOW FETT 30-Pizzen ... nur finden müssen Sie sie! Und suchen Sie sich eine aus, die Ihnen auch schmeckt. Käse ist das einzige Problem, das Sie bekommen könnten. Käse wird einfach aus den »Essentials« der Milch gemacht – und neben viel Eiweiß enthält Milch eben auch viel Fett. Aber: Mittlerweile gibt es sogar einen Käsehersteller, der LOW FETT 30-Käse produziert. Und dieser Käse schmeckt auch.

Wenn Sie wissen wollen, wo Sie ganz spezielle Produkte finden können, besuchen Sie bitte unsere Internetseiten, da sind auch immer Produktinfos zu finden! Hier stellen wir neue LOW FETT 30-Lebensmittel vor, nennen Ross und Reiter und sagen Ihnen auch, WO Sie das jeweilige Produkt kaufen können. Falls Sie Lebensmittel finden, die nicht LOW FETT 30 (siehe Logo) sind, auf die Sie aber keinesfalls verzichten wollen und können,

dann planen Sie diese für Ihre ganz persönlichen Orgien ein.

Ausnahmen sind erlaubt

Wenn Sie eben ohne den französischen Rohmilchkäse nicht leben wollen, dann kaufen Sie sich ein Mal im Monat eine schöne Auswahl für ein Samstagabendgelage, besorgen Sie Ihren Lieblingsrotwein dazu, kaufen Sie sich das leckerste Brot dazu, das Sie finden können ... und genießen Sie jeden Bissen und jeden Schluck. Aber am nächsten Tag geht es eben mit LOW FETT 30 weiter. Und wenn Sie gerne Nutella essen, dann streichen Sie exakt 20 Gramm auf ein ganzes Brötchen – dann stimmt die Mischung auch schon wieder. Doch: Essen Sie nicht jeden Tag die Käseplatte ... dann kann LOW FETT 30 nicht funktionieren.

Vorratsplanung für die ganze Woche

Frische Lebensmittel haben unterschiedliche Verfallszeiten. Frischer Blattspinat ist schon nach zwei Tagen hinüber, Romana-Salat, Gurken, Tomaten und Paprika halten sich dagegen wesentlich länger.

Himbeeren müssen Sie meist noch am selben Tag verzehren, Äpfel und Birnen vertragen längere Lagerzeiten. Also essen Sie eben am Wochenende den frischen Spinat und die Himbeeren und am Donnerstag die Tomaten und die Äpfel. Das Gleiche gilt für Fisch und Fleisch. Es gibt Fischsorten, die kann man prima einfrieren (Lachs, Thunfisch, Lotte ...),

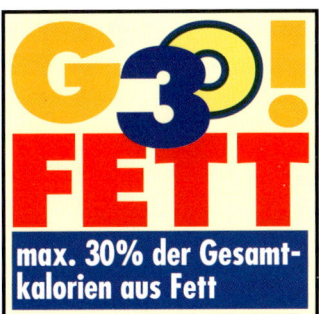

und andere schmecken eben wirklich nur frisch (Schellfisch, Forelle …). Dann also am Wochenende die Forelle (mit dem Spinat!) zubereiten – und am Mittwoch den Thunfisch aus dem Tiefkühler holen. Fleisch vom Rind, Schwein und Huhn verträgt den Tiefkühler gut, Wild dagegen sollten Sie frisch genießen, es wird sonst leicht trocken und zäh. Es ist also auch hier nur eine Frage der Planung, wie Sie durch die Woche kommen.

Bewegung … im Job und unterwegs

Nein, wir meinen nicht den Sport, den Sie von der Schule her kennen. Bewegung kann auch »Bewegungs-Legasthenikern« Spaß machen! Dann nämlich, wenn man sich nicht quält, sondern ganz langsam anfängt. Unsere Empfehlung: Bewegung mäßig, aber regelmäßig. Sie sollen sich wohl fühlen. Ihre Muskeln sollen nicht brennen und Ihre Gelenke nicht schmerzen. Sie sollen nach ihren »Bewegungseinheiten« das Gefühl haben, dass Sie eigentlich noch ein bisschen mehr machen könnten. Dann ist es richtig. Laufschuhe brauchen wenig Platz – vor allem im Auto – und atmungsaktive Kleidung lässt sich klein zusammenfalten. Selbst, wenn Sie abends im Hotel ankommen, können Sie immer noch eine kleine Runde an der frischen Luft walken – also sehr zügig gehen.

Das hat viele Vorteile: Sauerstoff regt ihre Körperfunktionen an. Bei Bewegung im Sauerstoff-Überfluss setzt Ihr Körper Glückshormone frei und Sie kommen erfrischt und gut gelaunt zurück. Nach einer Weile werden Sie merken, dass Sie einfach fitter geworden sind. Da, wo sich Ihre Beine und Ihr Po derzeit ein bisschen wie Pudding anfühlen, bilden Sie Muskeln. Ihr Gewebe wird straffer. Das macht auch selbstbewusster. Durch den geringeren Fettanteil in der Nahrung verbessert sich der Sauerstofftransport im Blut. Sie bekommen besser Luft und fühlen sich wacher. Nach wenigen Wochen erhöht sich die Anzahl der Insulinrezeptoren in Ihren Zellen. Sie verbrennen leichter Fett. Dafür müssen Sie weder keuchen noch sich quälen, das geht alles ohne Stress und ohne Zwang.

Stiften Sie nette Kollegen zum Sport an

Wenn Sie es schaffen, nette Kolleginnen und Kollegen zum Mitmachen zu bewegen, ist vieles leichter. Gehen Sie nach der Arbeit gemeinsam an die Luft. Mit den Inlinern, mit dem Bike oder zum Walking. Gemeinsam macht es nicht nur mehr Spaß, auch Ihr innerer Schweinehund kommt nicht so oft zum Zuge, wenn Sie sich verabredet haben. Zu zweit oder zu dritt fällt es auch leichter, LOW FETT 30 in der Kantine – oder bei der sonstigen Büroverpflegung – umzusetzen. Sie könnten sich abwechselnd etwas für das Mittagessen mitbringen. Das sorgt für leckere Variationen auf dem Teller. Sie können gemeinsam kochen, einkaufen gehen und spätestens, wenn Sie ein paar Kilo runter haben, werden andere Kollegen nachziehen.

Sie können keinen Sport machen, weil Sie Probleme mit Gelenken oder dem Rücken haben? Dann wird es höchste Zeit, dass Sie etwas tun. Gelenk- und Rückenprobleme kommen immer dann, wenn wir wegen zu geringer Muskulatur »direkt« auf den Knochen arbeiten. Stellen Sie sich Ihr Skelett wie die Felgen Ihres Autos vor und die Muskulatur ist die Luft in den Reifen. Ohne Muskulatur fährt Ihr »Auto« direkt auf den Felgen. Lassen Sie sich aber die Übungen von Experten genau zeigen und experimentieren Sie nicht auf eigene Faust rum!

Natürlich wird es in Ihrem Umfeld auch eine Reihe von Leuten geben, die das für keine gute Idee halten. Die Sie gerne wieder im alten Trott sehen würden. Wer abnimmt, wird automatisch zur Zielscheibe des allgemeinen Interesses. Da schert einer aus. Da schafft jemand etwas, was man selbst nicht schafft. Da kommt ein Klima auf, als ob man frisch befördert wurde. Trösten Sie sich: Unsere Erfahrung ist, dass es sich dabei meist um dieselben Leute handelt, die auch alle anderen Innovationen und Ideen im Betrieb nach Möglichkeit blockieren.

Trinken … im Job und unterwegs

Wir trinken zu wenig. Zumindest zu wenig Wasser. Wasser ist das natürlichste Getränk überhaupt. Bloß blöd, dass wir uns so nett an Cola und Limo gewöhnt haben, an Bier und Wein, an Kaffee und Tee.

Keine Sorge, wir verbieten Ihnen auch beim Trinken nichts – wir klären Sie nur ein bisschen auf. Die meisten wissen es: Sie sollten mehr Wasser trinken. Nicht nur so ein Gläs-chen zur Beruhigung des Gewissens sondern richtig trinken, nicht nur nippen! Falls Ihnen das schwer fällt, fangen Sie mit einer Flasche pro Tag an und steigern Sie Ihren Konsum so gut es geht. An Ihrem Arbeitsplatz, in Ihrem Auto, in der Küche und am Bett sollten Sie stets eine Flasche griffbereit stehen haben. Immer wenn Sie sie bewusst wahrnehmen, trinken Sie daraus. Aus der Flasche zu trinken, ist zwar nicht sehr elegant, sorgt aber dafür, dass Sie größere Mengen konsumieren.

Alle gezuckerten Getränke sollten Sie nach Möglichkeit meiden. Wählen Sie die »light«-Varianten von Cola und Limo … damit schonen Sie nachhaltig Ihren Organismus. Alkohol – egal in welcher Form – hat zwar kein Fett, blockiert aber die Stoffwechselfunktionen Ihrer Leber und zudem macht er in größeren Mengen Appetit – und damit gefräßig. Ein Glas ab und zu ist sicher kein Problem, aber wenn es geht, nicht täglich und eben in kleinen Mengen.

Vorsicht bei Stoffwechselkrankheiten

LOW FETT 30 ist ein bewährtes Programm, das sowohl von der Stiftung Warentest (Sonderheft Diäten 05/2002) sowie von Ökotest (02/2003) höchste Anerkennung erhielt. Es ist für alle geeignet, die einen funktionierenden Stoffwechsel haben. Falls Sie also an Diabetes erkrankt sein sollten oder Hormone oder Cortison einnehmen müssen, holen Sie bitte vor jeder Ernährungsumstellung den Rat Ihres Hausarztes ein.

> **Merke:**
> Beim Sport immer nur so viel tun, dass Sie sich noch dabei unterhalten können – wer anhaltend hechelt beim Sport, befindet sich in einem Zustand von Sauerstoffmangel! Fangen Sie langsam an (10 Minuten) und steigern Sie Ihre Aktivitäten von Woche zu Woche. Machen Sie nur so viel, dass Sie sich immer noch wohl fühlen. Wenn Sie lange gar keinen Sport mehr gemacht haben, sollten Sie sich vorab von einem Arzt durchchecken lassen, ob auch alles in Ordnung ist!

Die LOW FETT 30-Abnehmgruppen

Mittlerweile gibt es von LOW FETT 30 mehr als 100 Abnehmgruppen in Deutschland – sie sind für alle gedacht, die zu LOW FETT 30 auch einen Kalorienfahrplan haben wollen, weil sie sich den Alleingang nicht zutrauen. In netten Gruppen erhalten Sie auch genügend Rückhalt und moralische Unterstützung, ganz abgesehen davon, dass das Programm als solches noch weit mehr ins Detail geht, als wir das im Rahmen eines Kochbuchs machen können. Falls es keine Gruppen in Ihrer Nähe gibt, können Sie dieses Programm auch als Fernkurs absolvieren und sich telefonisch betreuen lassen.

Startschuss

Bevor Sie loslegen, gehen Sie bitte der Frage nach, ob Sie wirklich, wahrhaftig abnehmen möchten. Warum wollen Sie das? Was würde sich für Sie ändern, wenn Sie schlank sind? Machen Sie die Entscheidung für eine Ernährungsumstellung von sich selbst abhängig. Was sind Sie bereit dafür zu tun? Wollen Sie das wirklich? Wenn Sie bei dieser Selbstbetrachtung feststellen, dass Essen für Sie vor allen Dingen Trost und Beruhigung bedeutet, gehen Sie auch parallel zum anderen Essverhalten die Störfaktoren an: Räumen Sie mit unliebsamen Schwiegermüttern, überholten Beziehungen und Mobbing im Job auf. Lernen Sie sich zu wehren, dann brauchen Sie auch keinen Panzer, um sich zu schützen.

Nehmen Sie sich und Ihre Bedürfnisse wahr ... und nehmen Sie sie ernst. Sie haben ein Recht darauf, Ihr Leben nach Ihrem Gusto zu führen. Sie haben nur dieses eine. Machen Sie sich jeden Tag so schön und angenehm wie möglich. Kämpfen Sie für Ihre Interessen. Bauen Sie auch Erholungsphasen in Ihren Tagesablauf ein. Niemand kann immer auf Hochtouren powern. Nehmen Sie sich Zeit für sich selbst. Gönnen Sie sich ein Entspannungsbad. Verwöhnen Sie sich mit geschmeidigen Cremes. Pflegen Sie Ihren Körper und lernen Sie ihn zu lieben. Vorwürfe gegen sich selbst bringen überhaupt nichts. Akzeptieren Sie, was Sie nicht ändern können – und den Rest gehen Sie liebevoll und konsequent an.

Auf unseren Internetseiten (www.lowfett.de) finden Sie jede Menge Unterstützung. Hier können Sie sich mit Gleichgesinnten austauschen und finden auch als gewiefter LOW FETT 30-Leser immer noch brauchbare Tipps!

Hinweise zu den Rezepten

Hilfreiche Informationen

Am Ende des Buches finden Sie die Bestelladresse für das Buch »Steig ein ... LOW FETT 30«. Es handelt sich dabei um eine fast 100 Seiten starke Broschüre, wo wir bei den Nahrungsmitteln Ross und Reiter nennen. Da werden alle Produktgruppen mit Beispielen genannt und sie enthält einen Anhang, in dem Sie eine sehr übersichtliche Nährwerttabelle mit den gängigen Produkten finden.

Zubereitungszeiten

Hier steht die Zeit, die Sie benötigen, um das ganze Gericht zuzubereiten. Sollten dabei längere Zeitspannen auftreten, in denen Sie nichts zu tun haben, so sind diese gesondert als Back-, Kühlzeit usw. aufgeführt.

Kalorien- und Nährwertangaben

Sie beziehen sich immer auf 1 Portion bzw. 1 Stück des Gerichts. Bei den Nährwertangaben sind auch die Kohlenhydratmengen ausgewiesen, um den Lesern, die eine Eiweiß-Formula-Diät unter ärztlicher Aufsicht machen, die Portionsberechnungen zu erleichtern.

Hinweis

Bitte beachten Sie, dass Nährwertangaben je nach Datengrundlage variieren können. Außerdem unterliegen die Inhaltsstoffe ein und desselben Lebensmittels natürlichen Schwankungen. Unsere Angaben sind deshalb als Durchschnittswerte anzusehen. In unseren Rezepten verwenden wir bei Milch die 1,5 %-Variante, bei Quark- und Joghurt die 0,1 %-Versionen, wenn nicht anders angegeben.

Zutaten

Wenn nicht anders angegeben, geht man bei Obst und Gemüse von ungeputzter Rohware aus. Bei Stückangaben wird auf ein Stück mittlerer Größe Bezug genommen.

Ofentemperaturen

Alle Temperaturen für Backöfen gelten für Elektroöfen ohne Umluftfunktion. Bei Gas- und Umluftöfen bitte die Angaben des Herstellers beachten und die entsprechende Temperatur aus der Bedienungsanleitung Ihres Herdes.

Die Abkürzungen

bzw.	=	beziehungsweise
ca.	=	circa
EL	=	Esslöffel
F.	=	Fett
F. i. Tr.	=	Fett in Trockenmasse
g	=	Gramm
geh.	=	gehäuft
kcal	=	Kilokalorien (oder einfach: Kalorien)
kg	=	Kilogramm
l	=	Liter
ml	=	Milliliter
Msp.	=	Messerspitze
Päck.	=	Päckchen
TK-	=	Tiefkühl-...
z. B.	=	zum Beispiel

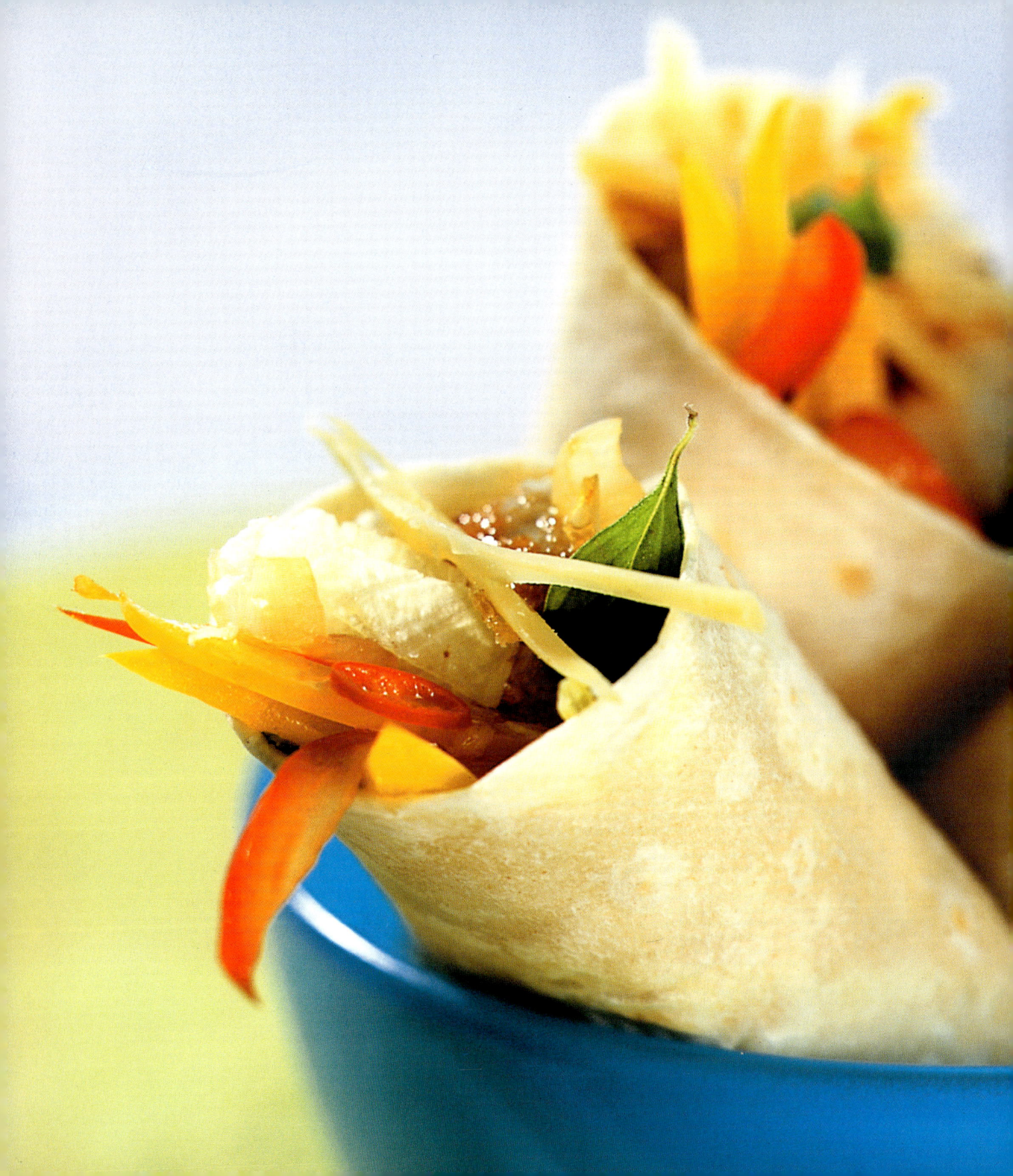

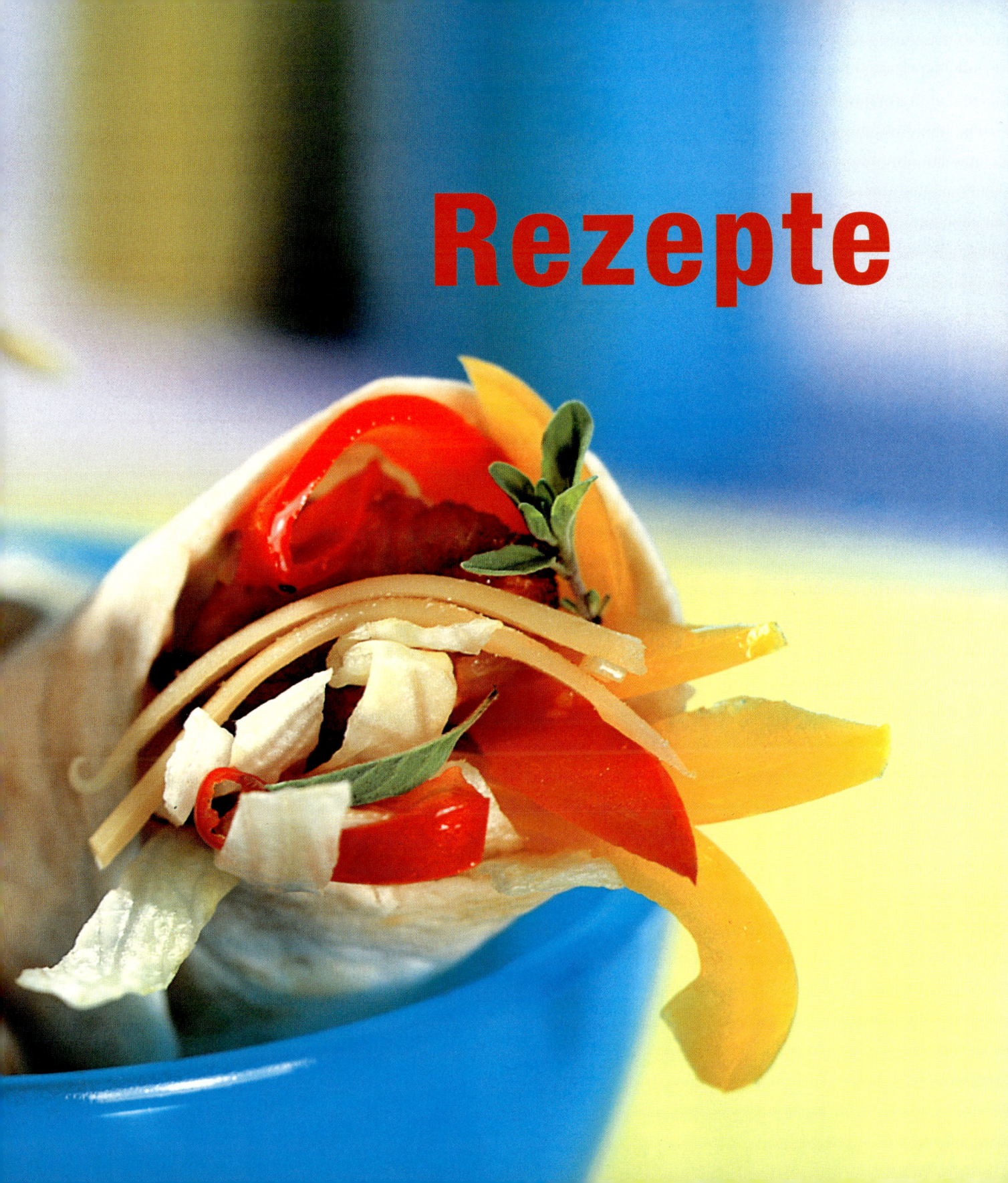

Rezepte

Nicht nur zum Frühstück – Brotaufstriche und Sandwiches

Brottaschen mit Hähnchenbrust (Foto)

1/4 Fladenbrot (250 g oder 1/8 von 500 g)

4 Blatt Eisbergsalat

75 g gegarte Hähnchenbrust in Scheiben

100 g Obst (z. B. Pfirsich, Mandarinen)

50 g Quark

1 TL Mineralwasser

1 TL Aceto balsamico bianco

Salz, Pfeffer

1 TL TK-Kräuter nach Geschmack

Für 1 Person ■ Zubereitungszeit: ca. 5 Minuten
Pro Person: 420 kcal ■ 3 g Fett ■ 64 g KH ■ 6,4 % kcal aus Fett

1 In die Fladenbrotviertel eine Tasche schneiden. Den Eisbergsalat klein zupfen. Die Hähnchenbrust in Streifen und das Obst in Spalten oder Stücke schneiden.
2 Den Quark mit Mineralwasser, Essig, Salz, Pfeffer und Kräutern würzen und abschmecken. Das Fladenbrot mit allen Zutaten in beliebiger Reihenfolge füllen.

TIPP: Am besten schlagen Sie das Brot in Frischhaltefolie ein, geben den Salat, das Fleisch und das Obst in eine Frischhaltedose und füllen den Quark in eine Extradose – so können Sie dann im Büro die vorbereiteten Zutaten frisch in die Brottasche füllen.

Gratinierte Brötchen

6 Brötchen zum Fertigbacken

12 EL Texicana Salsa

2 Scheiben gekochter Schinken (ohne Fettrand)

125 g Krabben

2 Frühlingszwiebeln

100 g geriebener Gouda (40 % F. i. Tr.)

Für 12 Stück ■ Zubereitungszeit: ca. 15 Min.
Pro Stück: 116 kcal ■ 2,6 g Fett ■ 15,3 g KH ■ 20,2 % kcal aus Fett

1 Die Brötchen halbieren, mit Texicana Salsa bestreichen und nebeneinander auf ein Backblech legen. Den Backofen auf 200 °C vorheizen.
2 Den Schinken in Streifen schneiden und auf vier Brötchenhälften verteilen. Die Krabben auf weitere vier Hälften verteilen. Die Frühlingszwiebeln putzen, waschen, in Ringe schneiden und auf den übrigen vier Hälften verteilen.

3 Alle Brötchenhälften mit dem geriebenen Käse bestreuen. Im vorgeheizten Backofen ca. 8 Minuten überbacken.

TIPP: Die Brötchen können Sie entweder im Büro frisch gratinieren oder zu Hause gratinieren und zum Essen nur noch mal kurz im Ofen oder in der Mikrowelle aufwärmen.

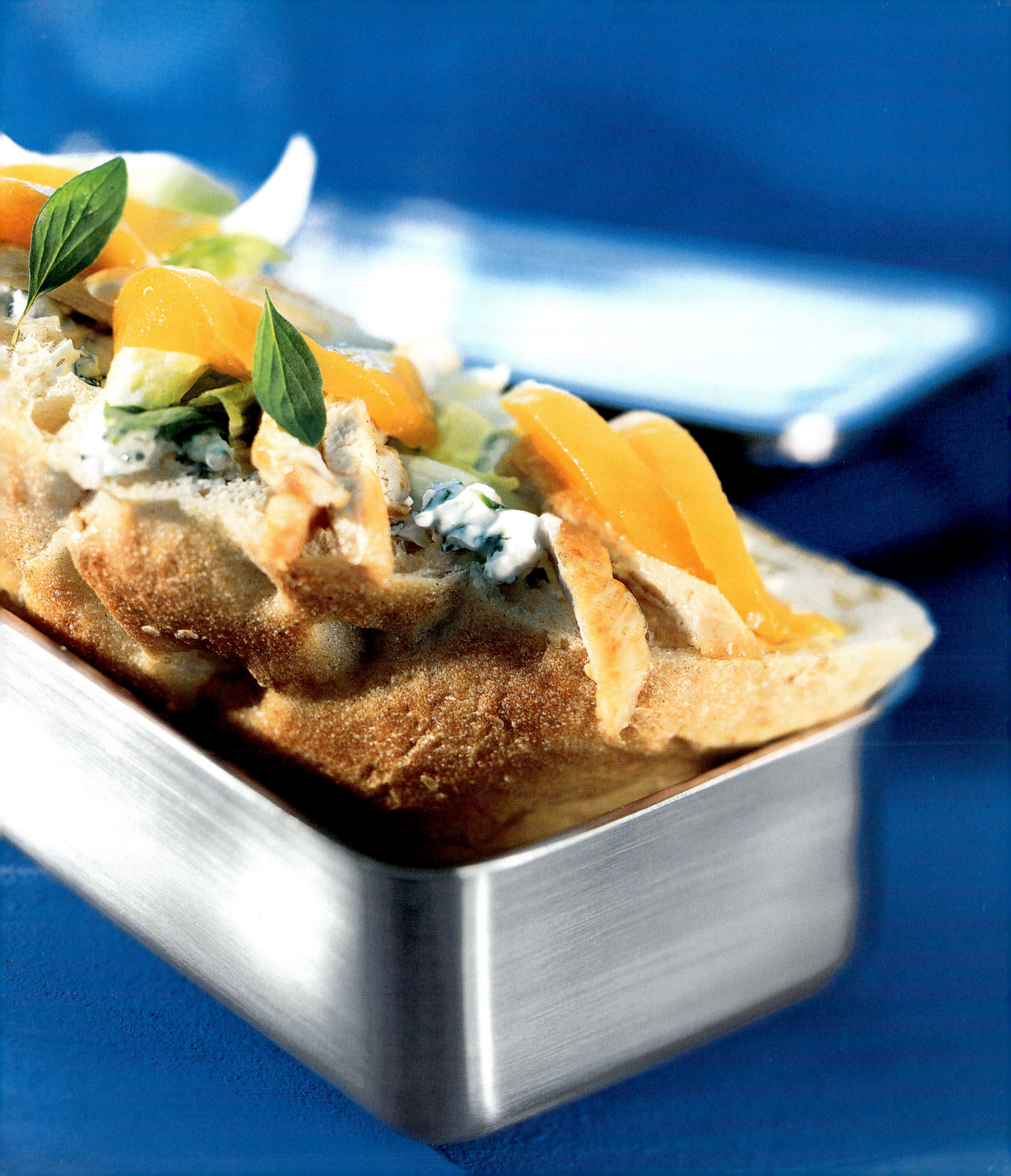

Hüttenfrühstück mit Weintrauben

4 Scheiben Vollkornknäckebrot

125 g Hüttenkäse

100 g Weintrauben ohne Kerne

2 TL gehackte Pistazien

Zimtpulver

Für 2 Personen ▪ Zubereitungszeit: ca. 5 Min.
Pro Person: 204 kcal ▪ 6 g Fett ▪ 25 g KH ▪ 26,5 % kcal aus Fett

1 Die Knäckebrotscheiben mit dem Hüttenkäse bestreichen.

2 Die Weintrauben waschen, trockentupfen, halbieren und auf dem Brot verteilen.

3 Die Pistazien darüber streuen und mit einem Hauch Zimt bestäuben.

Porridge mit Erdbeerjoghurt

100 g kernige Haferflocken

1 Prise Salz

200 ml Milch

250 g Erdbeeren

100 g Magerjoghurt

2 TL Agavendicksaft

2 TL Zitronensaft

1 EL Zucker nach Geschmack

Für 2 Personen ▪ Zubereitungszeit: ca. 15 Min.
Pro Person: 293 kcal ▪ 5,5 g Fett ▪ 46,5 g KH ▪ 16,9 % kcal aus Fett

1 Die Haferflocken mit Salz, 1/2 Liter Wasser und der Milch aufkochen und unter Rühren ca. 10 Minuten bei geringer Hitze ausquellen lassen.

2 Die Erdbeeren waschen, putzen und pürieren. Den Joghurt unterrühren und mit Agavendicksaft, Zitronensaft und evtl. Zucker abschmecken.

3 Den Erdbeerjoghurt zum lauwarmen Porridge servieren.

TIPP: Mit diesem Rezept starten Sie gut in einen neuen Arbeitstag. Sie können auch Porridge und Erdbeerjoghurt getrennt einpacken und im Büro zur Pause essen.

Selbst gemachter Kochkäse

Für 500 g ▪ Zubereitungszeit: ca. 10 Min.
Insgesamt: 360 kcal ▪ 1,6 g Fett ▪ 0 g KH ▪ 3,8 % kcal aus Fett

500 g Magerquark

1 gestr. TL Natron

Salz

Kümmel nach Belieben

1 Den Magerquark mit dem Natron verrühren. Die Masse im Topf bei geringer Hitze unter ständigem Rühren handwarm werden lassen, bis sie glasig ist.
2 Zum Schluss mit Salz und evtl. Kümmel würzen. Den Kochkäse kalt gestellt aufbewahren.

TIPP: Der Kochkäse eignet sich gut als Brotbelag und ist auch ein guter Mozzarella-Ersatz. Wenn Sie ihn zum Überbacken verwenden wollen, erst kurz vor Ende der Garzeit auf das Gericht geben, da dieser Käse sehr leicht verbrennt.

Gemüsequark

Für 1 Glas (à 450 g) ▪ Zubereitungszeit: ca. 10 Min.
Insgesamt: 217 kcal ▪ 1 g Fett ▪ 6 g KH ▪ 4,5 % kcal aus Fett

1 Möhre

2 Selleriestangen

1/2 Bund Radieschen

1 Bund Petersilie

250 g Magerquark

2 EL Mineralwasser

Salz

Pfeffer

Paprikapulver, edelsüß

1 Das Gemüse putzen und waschen, die Möhre evtl. schälen und alles in sehr feine Würfel schneiden. Die Petersilie abbrausen, trockenschütteln und fein hacken.
2 Den Quark mit dem Mineralwasser cremig rühren, die Gemüsewürfel und die Petersilie untermengen und mit Salz, Pfeffer und Paprika pikant abschmecken.

TIPP: Der Gemüsequark schmeckt als Brotbelag pur oder mit einer Scheibe gekochtem Schinken (ohne Fettrand!) belegt. Reste können Sie auch zu frischen Pellkartoffeln essen, der Quark hält sich gekühlt 3 bis 4 Tage.

Sandwich mit Rucola und Lachsschinken (Foto)

125 g Magerquark

1 EL Mineralwasser

2 TL Aceto balsamico bianco

Salz

Pfeffer

4 große Scheiben Vollkorntoast

1 Bund Rucola

je 1/4 gelbe und rote Paprikaschote

6 Scheiben Lachsschinken

Für 2 Personen ■ Zubereitungszeit: ca. 10 Min.
Pro Person: 287 kcal ■ 2 g Fett ■ 34 g KH ■ 6,3 % kcal aus Fett

1 Den Quark mit dem Mineralwasser und dem Essig verrühren, mit Salz und Pfeffer abschmecken. Die Brote mit dem Quark bestreichen.
2 Den Rucola putzen, waschen, trockentupfen und in mundgerechte Stücke zerpflücken. Die Paprikaviertel waschen und in Ringe schneiden.
3 Die Hälfte des Rucolas sowie die Paprikastreifen auf zwei Toastscheiben verteilen.

Mit dem Lachsschinken belegen, den restlichen Rucola darauf verteilen und mit den übrigen zwei Brotscheiben abdecken. Jedes Sandwich diagonal durchschneiden.

TIPP: Mit dieser Mischung aus Magerquark und Frischkost können Sie natürlich auch alle anderen Brotsorten belegen – vom krossen Baguette bis zum kernigen Holzofenbrot.

Brötchen mit Räucherforelle und Apfel

2 Roggenbrötchen

2 TL Meerrettich (Tube)

2 EL Schmand

1 Apfel

160 g geräucherte Forellenfilets

Für 2 Personen ■ Zubereitungszeit: ca. 5 Min.
Pro Person: 279 kcal ■ 8 g Fett ■ 30,5 g KH ■ 25,8 % kcal aus Fett

1 Die Roggenbrötchen waagerecht halbieren. Den Meerrettich und den Schmand verrühren und die Brötchenhälften damit gleichmäßig bestreichen.
2 Den Apfel waschen, vierteln und das Kerngehäuse entfernen. Die Viertel in Scheiben schneiden und die Brötchenhälften damit belegen. Die Forellenfilets darauf legen.

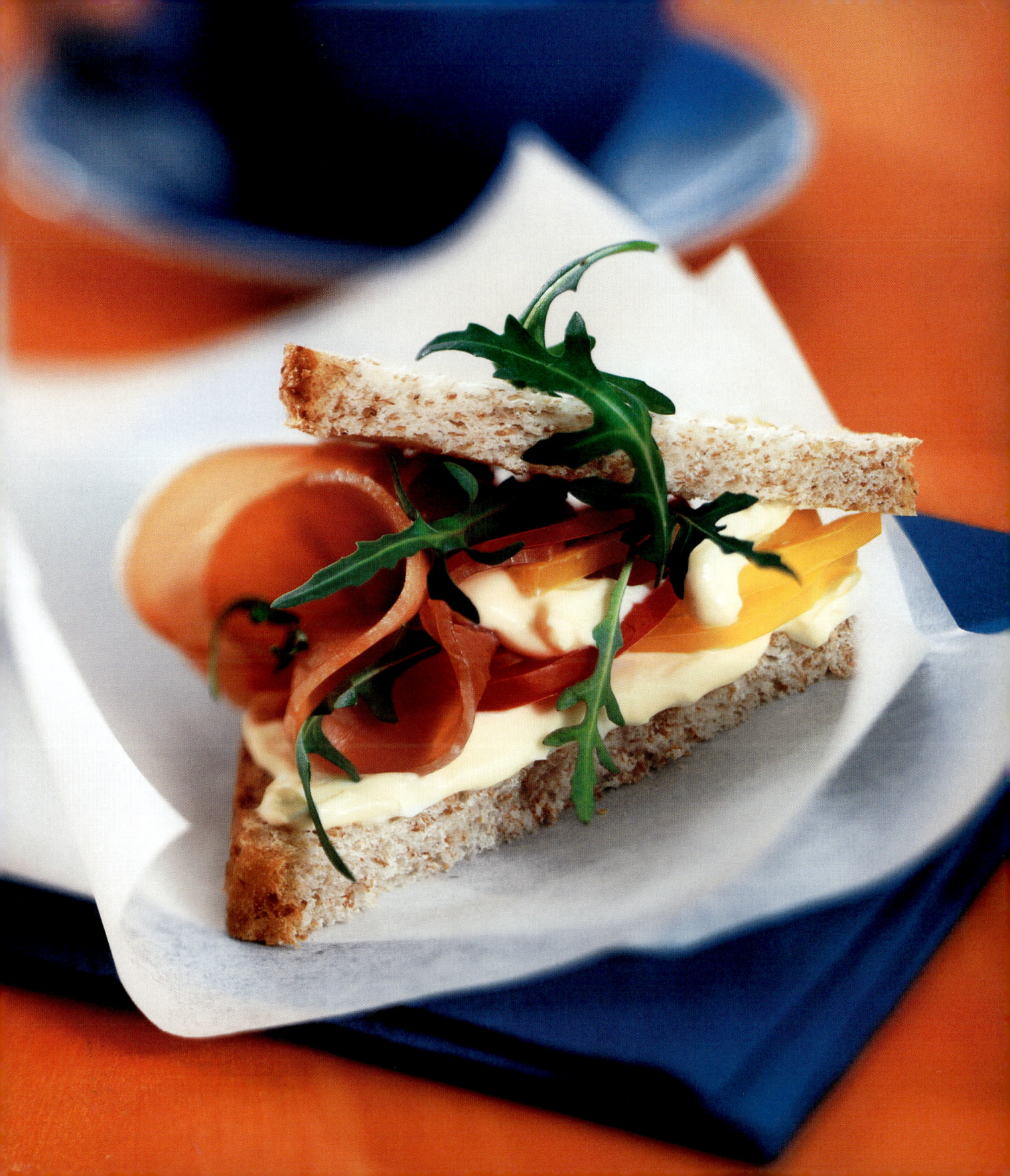

Hamburger mit Putenschnitzel

Putenschnitzel (à 100 g)

Salz

Pfeffer

1 TL Sonnenblumenöl

4 Scheiben Ananas (Dose)

6 EL Magerquark

1 TL Mineralwasser

1 TL Aceto balsamico

2 EL Gewürzketchup

4 Blätter Salat (z. B. Radicchio)

4 Hamburger-Brötchen

4 Scheiben Edamer (à 25 g; 30 % F. i. Tr.)

Für 4 Personen ▪ Zubereitungszeit: ca. 25 Min.
Pro Person: 338,5 kcal ▪ 8,3 g Fett ▪ 26,8 g KH ▪ 22 % kcal aus Fett

1 Die Putenschnitzel mit Salz und Pfeffer würzen. In einer beschichteten Pfanne das Öl heiß werden lassen und die Putenschnitzel von beiden Seiten jeweils ca. 3 Minuten braten.

2 Die Ananas abtropfen lassen. Den Quark mit Mineralwasser, Essig und Ketchup verrühren, mit Salz und Pfeffer abschmecken.

Die Salatblätter waschen und gut trockenschütteln, etwas zerpflücken.

3 Die Brötchen halbieren und mit der Quarkmischung bestreichen. Die unteren Brötchenhälften mit den Salatblättern, Putenschnitzeln, Ananasscheiben und Käse belegen. Die oberen Brötchenhälften darauf legen.

Putenbrustaufstrich

250 g gegarte Putenbrust

100 g Buttermilch-Frischkäse

1 Frühlingszwiebel

1 Knoblauchzehe

1/2 Bund Petersilie

Salz

Pfeffer

evtl. etwas Milch oder Brühe

Für 4 Personen ▪ Zubereitungszeit: ca. 10 Min.
Pro Person: 103 kcal ▪ 2,75 g Fett ▪ 1 g KH ▪ 24 % kcal aus Fett

1 Das gegarte Putenfleisch zerkleinern und in die Küchenmaschine geben.

2 Den Frischkäse, die geputzte Frühlingszwiebel, die abgezogene Knoblauchzehe und die abgezupfte Petersilie dazugeben.

Fleisch, Käse, Gemüse und Kräuter in der Küchenmaschine fein pürieren und mit Salz und Pfeffer abschmecken.

3 Falls die Masse zu fest ist, ein wenig Milch oder Brühe dazugeben.

Radieschenbrot mit Alfalfa-Sprossen

Für 2 Personen ■ Zubereitungszeit: ca. 10 Min.
Pro Person: 161,5 kcal ■ 2 g Fett ■ 26 g KH ■ 11,1 % kcal aus Fett

1 Die Radieschen putzen, waschen und in Scheiben schneiden. Die Sprossen unter fließendem Wasser kalt abbrausen und trockentupfen.

2 Die Brotscheiben mit dem Quark bestreichen, mit den Radieschenscheiben schuppenförmig belegen und die Sprossen darüber streuen.

TIPP: Alfalfa-Sprossen sind die Keimlinge der Luzerne. Sie können sie fertig gekeimt kaufen und im Kühlschrank einige Tage aufbewahren. Alfalfa-Sprossen enthalten eine große Menge an Vitaminen, Mineralstoffen und Antioxidantien sowie wertvolles Eiweiß.

1/2 Bund Radieschen

2 EL Alfalfa-Sprossen

2 Scheiben Vollkornbrot

100 g magerer Kräuterquark

Brötchen mit pikantem Bananenaufstrich

Für 2 Personen ■ Zubereitungszeit: ca. 10 Min.
Pro Person: 248,5 kcal ■ 5,5 g Fett ■ 37 g KH ■ 19,9 % kcal aus Fett

1 Die Banane schälen und mit einer Gabel fein zerdrücken, den Zitronensaft unterrühren.

2 Die Erdnüsse klein hacken, mit dem Honig unter die Banane mengen und mit Curry abschmecken.

3 Die Vollkornbrötchen halbieren, mit dem Bananenmus bestreichen, mit dem Putenbraten belegen und zusammenklappen.

1 reife Banane

1 Spritzer Zitronensaft

2 EL Erdnüsse

2 TL Honig

Currypulver

2 Vollkornbrötchen

2 Scheiben Putenbraten (à 20 g)

Forellencreme (Foto unten)

125 g geräuchertes Forellenfilet

250 g Magerquark

1 TL Meerrettich aus dem Glas

2 EL Mineralwasser

Salz

Pfeffer

Für 2 Personen ▪ Zubereitungszeit: ca. 10 Min.
Pro Person: 170 kcal ▪ 3 g Fett ▪ 0,5 g KH ▪ 15,8 % kcal aus Fett

1 Das Forellenfilet grob zerteilen und mit zwei Gabeln in kleine Stücke reißen.

2 Die Forellenstückchen mit dem Quark, dem Meerrettich und dem Mineralwasser pürieren, bis die Masse cremig ist.

3 Mit Salz und Pfeffer abschmecken.

TIPP: Die Forellencreme können Sie auch in doppelter Menge zubereiten - sie schmeckt einmal als Brotaufstrich und dann noch zu frisch gekochten Pellkartoffeln.

Geflügelleberwurst (Foto oben)

1 Bund Suppengrün

1/4 l Gemüsebrühe

500 g Hähnchen- oder Putenbrust

1 Bund Frühlingszwiebeln

500 g Hähnchenleber

Salz

Pfeffer

evtl. Chilipulver

Kräuter nach Geschmack
(z. B. Kräuter der Provence,
Majoran, Thymian, Knoblauch)

Für 6 kleine Gläser (à 300 ml) ▪ Zubereitungszeit: ca. 30 Min. ▪ Einkochzeit: ca. 1 Std.
Pro Glas: 215,2 kcal ▪ 5 g Fett ▪ 4 g KH ▪ 20,9 % kcal aus Fett

1 Das Suppengrün putzen bzw. waschen, klein schneiden und in der heißen Gemüsebrühe 10 Minuten leicht kochen.

2 Das Fleisch und die Frühlingszwiebeln klein schneiden, mit der Leber in die Brühe geben und kurz garen. Alles aus der Brühe nehmen, die Brühe beiseite stellen.

3 Das Gemüse und das Fleisch mit der Hälfte der Leber fein pürieren. Die restliche Leber in kleine Stücke schneiden, unter die pü-

rierte Masse mengen und so viel Gemüsebrühe (etwa 5 bis 6 Esslöffel) unterrühren, dass die Leberwurst streichfähig ist. Mit Salz, Pfeffer und Kräutern nach Geschmack würzen und abschmecken.

4 Die Gläser mit der Leberwurstmasse füllen, mit den Twist-Off-Deckeln fest verschließen. Im Wasserbad in einem Topf mit Deckel etwa 1 Stunde leicht kochen lassen oder im Backofen einwecken.

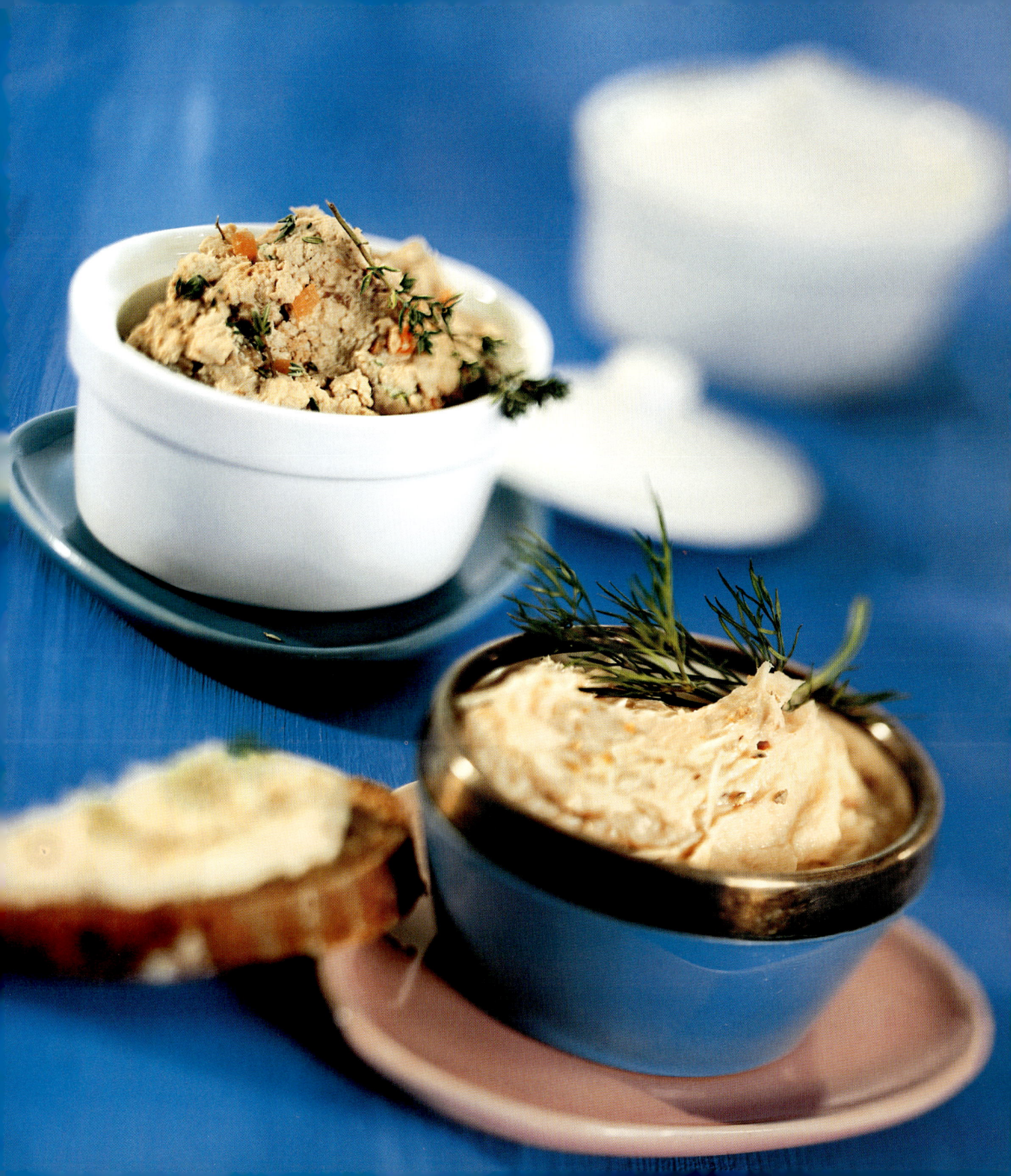

Kichererbsenaufstrich

1 Knoblauchzehe

1 EL geröstete Erdnüsse

1 Dose Kichererbsen
(250 g Abtropfgewicht)

100 ml Gemüsebrühe

3 EL Zitronensaft

1 Prise Cayennepfeffer

1 TL Salz

Für 1 Glas (à 450 g) ▪ Zubereitungszeit: ca. 10 Min.
Insgesamt: 833 kcal ▪ 20 g Fett ▪ 113 g KH ▪ 21,6 % kcal aus Fett

1 Die Knoblauchzehe abziehen, die Erdnüsse grob hacken, die Kichererbsen abtropfen lassen und alles mit der Gemüsebrühe pürieren.

2 Die Creme mit dem Zitronensaft, Cayennepfeffer und Salz abschmecken und als Brotaufstrich genießen.

TIPP: Der Kichererbsenaufstrich hält sich gut verschlossen etwa 1 Woche im Kühlschrank.

Mais-Paprika-Quark

2 gelbe Paprikaschoten

2 Frühlingszwiebeln

100 g Mais (Dose)

250 g Magerquark

2 EL Mineralwasser

1 EL fein gehackte Petersilie

Salz

Pfeffer

1 Spritzer Zitronensaft

Für 2 Personen ▪ Zubereitungszeit: ca.10 Min.
Pro Person: 178,5 kcal ▪ 1,5 g Fett ▪ 15 g KH ▪ 7,6 % kcal aus Fett

1 Die Paprikaschoten vierteln, waschen, entkernen und grob pürieren oder klein würfeln. Die Frühlingszwiebeln putzen, waschen und in dünne Röllchen schneiden. Den Mais gut abtropfen lassen.

2 Den Quark mit dem Mineralwasser cremig rühren und die Gemüsestückchen und die Petersilie darunter mischen. Zum Schluss mit Salz, Pfeffer und Zitronensaft abschmecken.

TIPP: Der Mais-Paprika-Quark schmeckt am besten auf einem kräftigen Bauernbrot und als Dip zu Grissini oder Gemüsesticks.

Rettich-Knoblauch-Quark

Für 4 Personen ■ Zubereitungszeit: ca. 10 Min.
Pro Person: 101,5 kcal ■ 3 g Fett ■ 4,8 g KH ■ 26,6 % kcal aus Fett

1 Den Rettich putzen, waschen, schälen und raspeln. Die Radieschen putzen, waschen und in feine Streifen schneiden. Den Knoblauch abziehen und fein hacken. Den Schnittlauch und die Petersilie waschen, trockenschütteln und fein schneiden.
2 Den Quark mit dem Mineralwasser, dem Joghurt und der sauren Sahne cremig rühren. Den Rettich, die Radieschen, den Knoblauch, den Schnittlauch und die Petersilie untermengen und mit Salz und Pfeffer abschmecken.

TIPP: Das Rezept für den Rettich-Knoblauch-Quark reicht für 4 Personen als Brotaufstrich oder für 2 Personen als Beilage zu frisch gekochten Pellkartoffeln.

150 g Rettich

1 Bund Radieschen

4 Knoblauchzehen

1/2 Bund Schnittlauch

1/2 Bund Petersilie

250 g Magerquark

1 EL Mineralwasser

150 g Magerjoghurt

100 g saure Sahne

Salz

Pfeffer

Tomatenquark mit Basilikum

Für 2 Personen ■ Zubereitungszeit: ca. 10 Min.
Pro Person: 126 kcal ■ 0,5 g Fett ■ 6,5 g KH ■ 5 % kcal aus Fett

1 Die Tomaten waschen, den Stielansatz entfernen und die Früchte in kleine Würfel schneiden. Die Zwiebel abziehen und in feine Würfel schneiden.
2 Das Tomatenmark mit dem Mineralwasser verrühren, den Quark, die Tomaten- und Zwiebelwürfel und das Basilikum hinzufügen und untermengen. Den Tomatenquark mit Salz, Pfeffer, Zitronensaft und Zucker abschmecken.

TIPP: Der Tomatenquark schmeckt besonders gut auf Mehrkornbrot oder Roggenbrötchen und eignet sich auch als Dip.

200 g Strauchtomaten

1 Zwiebel

1 EL Tomatenmark

4 EL Mineralwasser

250 g Magerquark

2 EL frisch gehackte Basilikumblätter

Salz

Pfeffer

1 Spritzer Zitronensaft

1/2 TL Zucker

Auch zum Mitnehmen – schnelle Suppen und Salate

Klare Champignonsuppe (Foto)

Für 2 Personen ■ Zubereitungszeit: ca. 30 Min.
Pro Person: 44,5 kcal ■ 0,8 g Fett ■ 3,5 g KH ■ 16,1 % kcal aus Fett

1 Möhre

1 Frühlingszwiebel

200 g Champignons

1/2 l heißes Wasser

2 TL gekörnte Gemüsebrühe

1 TL frisch gehackte Petersilie

1 Die Möhre und die Frühlingszwiebel waschen, putzen und in feine Streifen schneiden. Die Champignons putzen und in Scheiben schneiden.

2 In einem Topf etwas Wasser heiß werden lassen und das Gemüse andünsten.

3 Das restliche heiße Wasser dazugießen und zum Kochen bringen. Die Gemüsebrühe darin auflösen und die Suppe ca. 8 Minuten bei geringer Wärmezufuhr kochen lassen.

4 Die Champignonsuppe mit Petersilie garniert servieren.

Tipp: Zu der klaren Champignonsuppe passen sehr gut geröstete Toastbrot-Dreiecke – die können Sie auch bereits zu Hause toasten.

Erfrischende Gurkenkaltschale

Für 2 Personen ■ Zubereitungszeit: ca. 10 Min.
Pro Person: 124 kcal ■ 2 g Fett ■ 16 g KH ■ 14,5 % kcal aus Fett

1 Becher Buttermilch (500 ml)

1 Knoblauchzehe

abgeriebene Schale und Saft
von 1/2 Limette

1 kleine Salatgurke (300 g)

je 2 Zweige glatte Petersilie
und Dill

Salz

Pfeffer

Zucker

1 Die Buttermilch mit dem durchgepressten Knoblauch, der Limettenschale und dem -saft verrühren. Die Gurke putzen, waschen, ca. 75 Gramm davon in Scheiben schneiden, den Rest schälen, grob raspeln und zur Kaltschale geben.

2 Die Kräuter waschen, trockenschütteln, fein hacken und unter die Kaltschale rühren. Mit Salz, Pfeffer und Zucker kräftig abschmecken und mit den Gurkenscheiben anrichten.

TIPP: Das ist die ideale Suppe für den Job: Sie muss nicht aufgewärmt werden und kühlt im Sommer angenehm erfrischend. Wer mehr Hunger hat, kann dazu ein türkisches Fladenbrot essen.

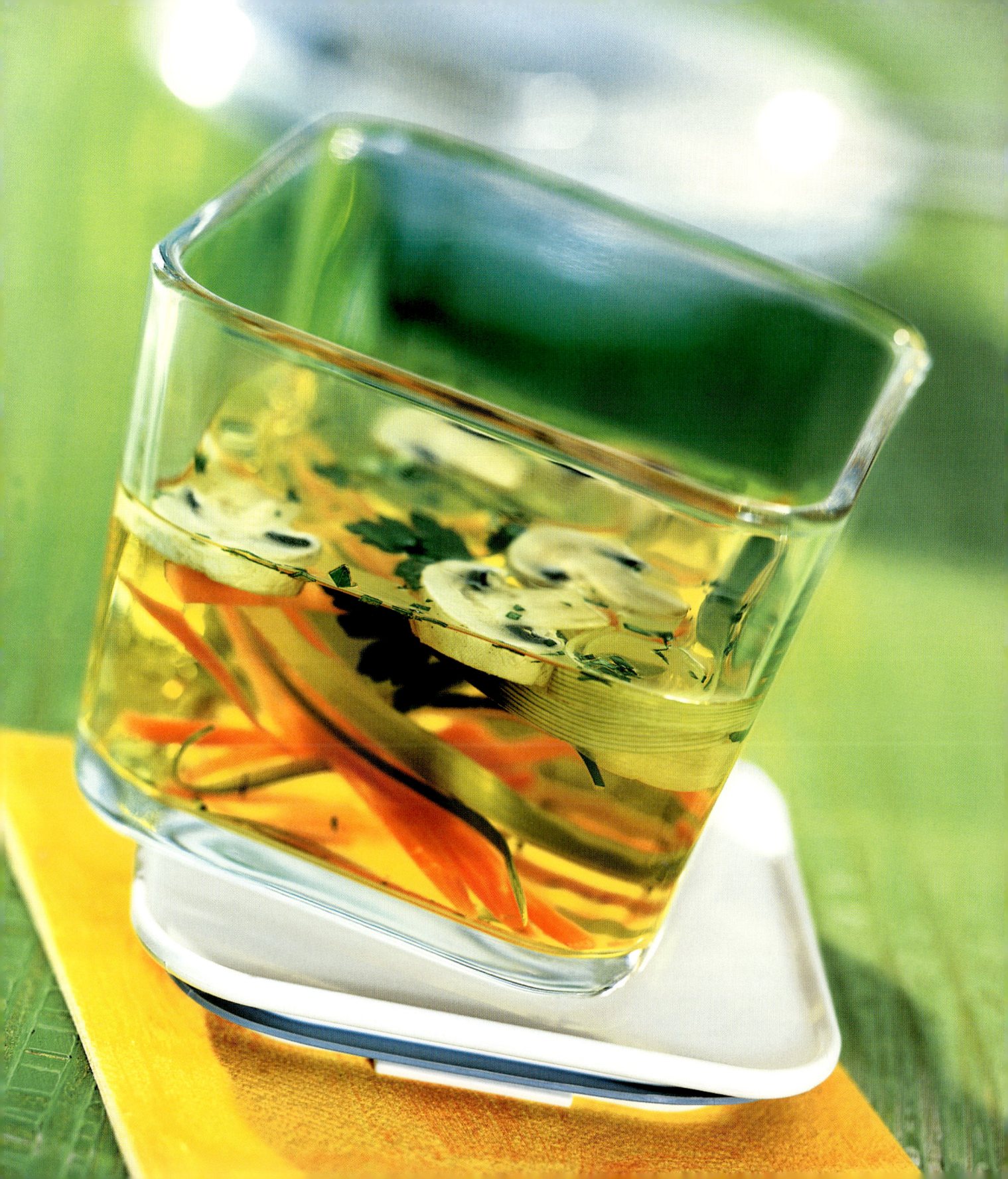

Beschwipste Apfelsuppe

250 g Zwiebeln

500 g Äpfel

75 g Schinken (ohne Fettrand)

1 EL Mineralwasser

1 Würfel klare Gemüsebrühe

3 Wacholderbeeren

Pfeffer

2 EL Calvados

Für 4 Personen ■ Zubereitungszeit: ca. 25 Min.
Pro Person: 112,3 kcal ■ 1,5 g Fett ■ 17,3 g KH ■ 12 % kcal aus Fett

1 Die Zwiebeln abziehen und in Ringe schneiden. Die Äpfel waschen, das Kerngehäuse entfernen und in Achtel schneiden.

2 In einer beschichteten Pfanne den Schinken knusprig braten. Herausnehmen, auf Küchenkrepp abtropfen lassen und in kleine Stücke brechen. Die Zwiebelringe in der heißen Pfanne in dem Mineralwasser andünsten.

3 Die Apfelstücke zu den Zwiebeln geben und 3 bis 4 Minuten mitbraten. Den Schinken hinzufügen, etwas zum Garnieren zurücklassen.

4 Etwa 3/4 Liter Wasser dazugießen, die Suppe zum Kochen bringen und die Gemüsebrühe darin auflösen. Die Wacholderbeeren etwas andrücken, dazugeben und die Suppe 10 Minuten bei geringer Hitze leicht kochen lassen.

5 Die Wacholderbeeren entfernen und die Apfelsuppe mit Pfeffer und Calvados würzen und abschmecken. Mit dem restlichen Schinken garniert servieren.

Blumenkohlsuppe mit Hähnchenbrust

3/4 l Gemüsebrühe

1 Päck. TK-Suppengrün

300 g TK-Blumenkohl

300 g Hähnchenbrustfilet

50 g rote Linsen

75 g TK-Erbsen

Salz

Pfeffer

Sojasauce

Für 2 Personen ■ Zubereitungszeit: ca. 30 Min.
Pro Person: 304,5 kcal ■ 2,5 g Fett ■ 23 g KH ■ 7,4 % kcal aus Fett

1 Die Gemüsebrühe in einem Topf aufkochen lassen, das Suppengrün und den Blumenkohl hinzufügen und 15 Minuten leicht kochen lassen.

2 Das Hähnchenbrustfilet waschen, trockentupfen und in 2 Zentimeter große Würfel schneiden.

3 Die Linsen, die Erbsen und die Fleischwürfel in die Suppe geben, noch einmal aufkochen und weitere 6 Minuten bei geringer Hitze garen. Zum Schluss mit Salz, Pfeffer und Sojasauce abschmecken.

TIPP: Die Suppen können Sie auch für 2 Portionen vorbereiten und 1 Portion einfrieren. Im Büro dann einfach in der Mikrowelle oder im Topf aufwärmen.

Erbsensuppe mit Meerrettichquark

Für 2 Personen ▪ Zubereitungszeit: ca. 30 Min.
Pro Person: 206 kcal ▪ 1,5 g Fett ▪ 25 g KH ▪ 6,5 % kcal aus Fett

1 Die Zwiebel abziehen und fein hacken. Die Kartoffeln schälen, waschen und in Würfel schneiden.

2 Die Zwiebel- und die Kartoffelwürfel in der Brühe aufkochen und ca. 15 Minuten leicht kochen lassen. Nach 10 Minuten zwei Drittel der Erbsen hinzufügen.

3 Das Gemüse in der Brühe pürieren und mit Salz und Pfeffer abschmecken. Die restlichen Erbsen dazugeben und noch 5 Minuten garen.

4 Den Quark mit dem Mineralwasser, dem Meerrettich, der Minze, Salz und Pfeffer verrühren, abschmecken und zur Suppe servieren.

1 Zwiebel

2 mehlig kochende Kartoffeln

400 ml Gemüsebrühe

300 g TK-Erbsen

Salz

Pfeffer

150 g Magerquark

1 EL Mineralwasser

2 TL Meerrettich (Glas)

1 TL gehackte Pfefferminze

Gemüsesuppe mit Kasseler

Für 2 Personen ▪ Zubereitungszeit: ca. 30 Min.
Pro Person: 380,5 kcal ▪ 3 g Fett ▪ 54,5 g KH ▪ 7 % kcal aus Fett

1 Die Kartoffeln schälen, waschen und in kleine Würfel schneiden. Das Gemüse putzen, schälen und waschen. Die Möhren und den Lauch in Scheiben, die Kohlrabi in Stifte schneiden.

2 In einem Topf ³/₄ Liter Wasser zum Kochen bringen, die Gemüsebrühe darin auflösen. Das Gemüse und die Kartoffeln hinzufügen und zugedeckt 12 bis 15 Minuten garen. Die Erbsen ca. 5 Minuten vor Ende der Garzeit dazugeben.

3 Das Kasseler in Streifen schneiden und zum Schluss kurz in der Suppe erhitzen. Die Suppe mit Salz und Pfeffer würzen, abschmecken und mit der Petersilie bestreut servieren.

400 g Kartoffeln

300 g Möhren

1 Stange Lauch

500 g Kohlrabi

1 EL gekörnte Gemüsebrühe

100 g TK-Erbsen

100 g magerer Kasseler-Aufschnitt

Salz

Pfeffer

1 EL frisch gehackte Petersilie

Tomatensuppe mit Chicorée und Gin (Foto)

Für 4 Personen ▪ Zubereitungszeit: ca. 15 Min.
Pro Person: 91,8 kcal ▪ 2,5 g Fett ▪ 12,3 g KH ▪ 24,5 % kcal aus Fett

2 Schalotten

1 Staude Chicorée

1 EL Butter

1 Paket passierte Tomaten (500 ml)

1 EL gekörnte Gemüsebrühe

Salz

Pfeffer

Zucker

2 EL Texicana Salsa

6 EL Gin

100 ml Kaffeesahne (4 % F.)

ein paar Kerbelblättchen

1 Die Schalotten abziehen und in kleine Würfel schneiden. Den Chicorée putzen, waschen, den Strunk entfernen und in Streifen schneiden.

2 In einem Topf die Butter heiß werden lassen und die Schalottenwürfel darin andünsten. Die Chicoréestreifen dazugeben und kurz mitdünsten.

3 Die Tomaten und 1/2 Liter Wasser dazugeben und die Gemüsebrühe darin auflösen.

Die Suppe unter Rühren zum Kochen bringen, mit Salz, Pfeffer und 1 Prise Zucker abschmecken. Die Salsa und 3 Esslöffel Gin unter die Suppe rühren.

4 Den restlichen Gin unter die Sahne ziehen, über einen Löffelrücken vorsichtig auf die Suppe gießen und mit Kerbelblättchen garniert servieren.

Mexikanische Bohnensuppe

Für 4 Teller ▪ Zubereitungszeit: ca. 20 Min.
Pro Person: 646 kcal ▪ 11 g Fett ▪ 83 g KH ▪ 15,3 % kcal aus Fett

1 TL Sonnenblumenöl

200 g Rinderhackfleisch

Salz

Pfeffer

1 grüne Paprikaschote

1 Paket stückige Tomaten (500 g)

2 TL gekörnte Gemüsebrühe

1 Dose Kidney-Bohnen (255 g)

100 ml Chilisauce

1 Das Öl in einem Topf erhitzen und das Hackfleisch darin unter Rühren krümelig anbraten. Mit Salz und Pfeffer würzen.

2 Die Paprikaschote waschen, vierteln, Kerne und weiße Innenhäute entfernen und die Viertel in Würfel schneiden. Zum Fleisch geben und mitbraten. 1/4 Liter Wasser und

die Tomatenstücke hinzufügen und aufkochen. Die Brühe darin auflösen und die Suppe bei geringer Hitze etwa 10 Minuten leicht kochen, gelegentlich umrühren.

3 Die Kidney-Bohnen abgießen, zum Schluss zur Suppe dazugeben und erhitzen. Mit Chilisauce würzen und abschmecken.

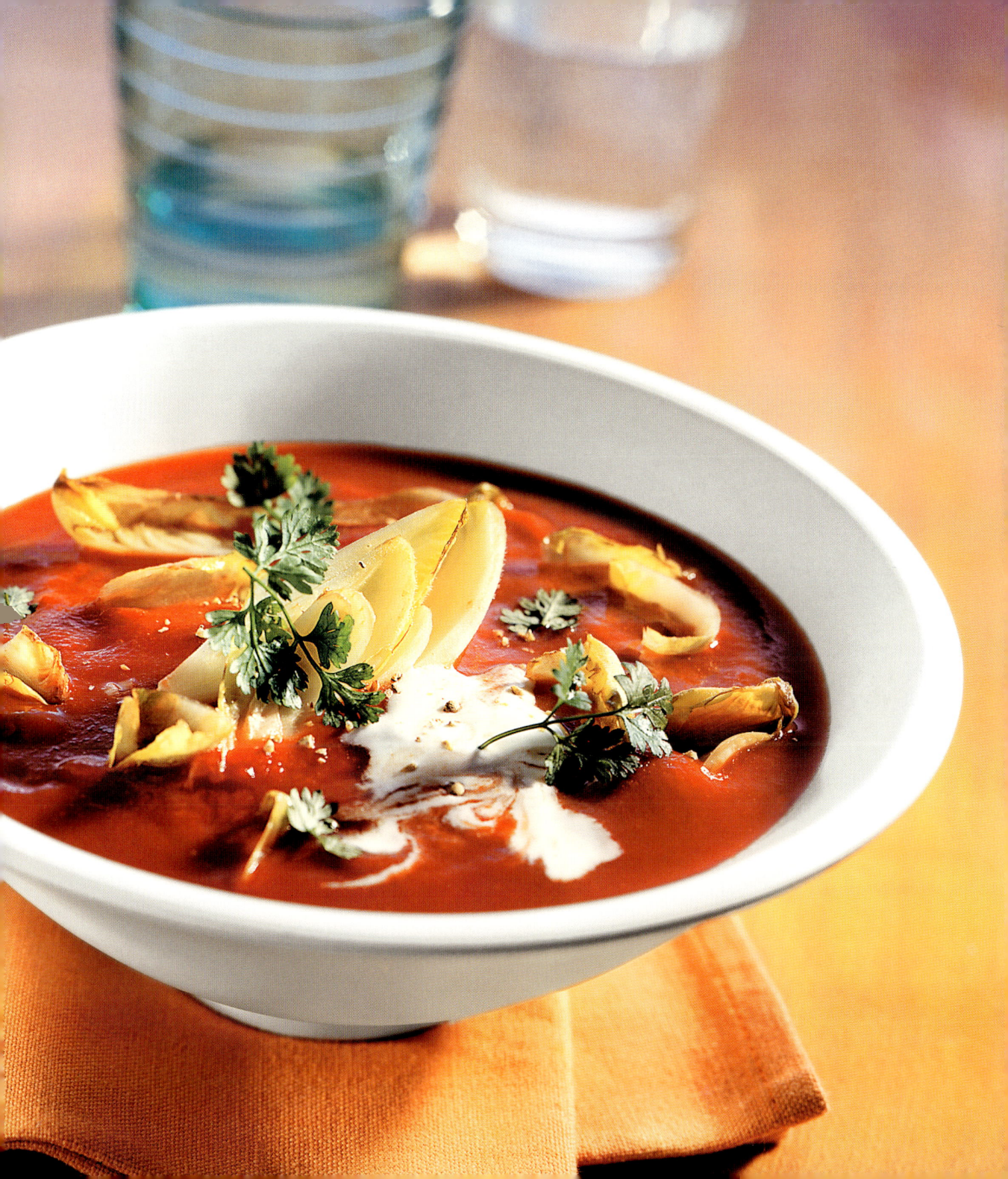

Möhrencremesuppe mit Sprossen

1 Würfel klare Gemüsebrühe

1 Zwiebel

3 getrocknete Aprikosen

300 g Möhren

Salz

Pfeffer

Kreuzkümmel

2 Scheiben gegarter Putenbrust-aufschnitt (à 30 g)

50 g Mungobohnensprossen

5 EL Kaffeesahne (4 % F.)

1 Flasche Piccolo-Sekt

Für 2 Personen ▪ Zubereitungszeit: ca. 30 Min.
Pro Person: 274,5 kcal ▪ 2,5 g Fett ▪ 28 g KH ▪ 8,2 % kcal aus Fett

1 Den Brühwürfel in ca. 400 Milliliter kochendem Wasser auflösen.

2 Inzwischen die Zwiebel abziehen und mit den Aprikosen in feine Würfel schneiden. Die Möhren putzen, waschen, schälen und in Scheiben schneiden.

3 Zwiebeln, Aprikosen und Möhren in die Gemüsebrühe geben, mit Salz, Pfeffer und Kreuzkümmel würzen und ca. 15 Minuten leicht kochen lassen. Das Gemüse in der Brühe pürieren und die Suppe nochmals abschmecken.

4 Die Putenbrustscheiben in Streifen schneiden und mit den gewaschenen und gut abgetropften Sprossen hinzufügen. Die Möhrensuppe erhitzen, mit der Sahne verfeinern und kurz vor dem Servieren mit dem Sekt aufgießen.

TIPP: Wenn Sie die Suppe fürs Büro vorbereiten, den Sekt weglassen und die Suppe dafür mit etwas Mineralwasser aufgießen.

Curry-Suppe

30 g Halbfett-Margarine

30 g Mehl

375 ml Milch

2 EL klare Gemüsebrühe

1 Banane

1/8 l Kaffeesahne (4 % F.)

100 g gekochter Schinken

100 g TK-Erbsen

2 TL Currypulver

1 Prise Zucker

Für 4 Personen ▪ Zubereitungszeit: ca. 20 Minuten
Pro Portion: 230 kcal ▪ 6,5 g Fett ▪ 26 g KH ▪ 25,5 % kcal aus Fett

1 In einem Topf die Margarine vorsichtig heiß werden lassen. Das Mehl darin hellgelb anschwitzen. 1/2 Liter Wasser und die Milch unter Rühren dazugießen und die Gemüsebrühe darin auflösen. Alles ca. 10 Minuten kochen lassen.

2 Die Banane schälen, mit einer Gabel zerdrücken und mit der Sahne zur Suppe geben. Den Schinken in feine Streifen schneiden. Die aufgetauten Erbsen mit den Schinkenstreifen in die Suppe geben, mit Curry und Zucker abschmecken und noch 5 Minuten ziehen lassen.

TIPP: Dazu Vollkornbrot reichen.

Schneller Salat-Mix mit Joghurtsauce

Für 2 Personen ▪ Zubereitungszeit: ca. 5 Min.
Pro Person: 33 kcal ▪ 1 g Fett ▪ 3 g KH ▪ 27,3 % kcal aus Fett

1 Für die Sauce den Joghurt mit dem Essig und dem Senf glatt rühren, mit Salz, Pfeffer und Dill abschmecken.
2 Den Salat waschen und trockenschütteln. Auf Tellern anrichten und die Joghurtsauce darüber verteilen.

TIPP: Bereiten Sie die Salatsauce gleich in einer größeren Menge zu. Gut verschlossen hält sie sich 3 bis 4 Tage im Kühlschrank.

100 g Joghurt

2 TL Aceto balsamico bianco

1/2 TL scharfer Senf

Salz

Pfeffer

1 TL frisch gehackter Dill

150 g gemischter Salat (aus dem Kühlregal)

Eisbergsalat mit Früchten

Für 2 Personen ▪ Zubereitungszeit: ca. 20 Min.
Pro Person: 235 kcal ▪ 2 g Fett ▪ 34 g KH ▪ 7,6 % kcal aus Fett

1 Die Brombeeren waschen und putzen, den Apfel waschen, vierteln, das Kerngehäuse entfernen und die Viertel in Würfel schneiden. Den Salat putzen, waschen und in Streifen schneiden.
2 Die Melonenhälfte entkernen und das Fruchtfleisch mit einem Kugelausstecher von der Schale stechen. Das restliche Fruchtfleisch herauskratzen und pürieren.
3 Das Melonenpüree mit dem Quark, dem Mineralwasser, dem Limettensaft, dem Va-

nillinzucker und dem Zucker cremig aufschlagen und abschmecken.
4 Die Melonenkugeln, die Brombeeren, die Apfelwürfel und die Salatstreifen mischen. Die Quarksauce darüber geben und unterheben.

TIPP: Die Quarksauce und die Frucht-Salat-Mischung getrennt in gut schließenden Dosen mit zum Arbeitsplatz nehmen und erst kurz vor dem Verzehr mischen.

100 g Brombeeren

1 Apfel

1/2 Eisbergsalat

1/2 Zuckermelone

200 g Magerquark

2 EL Mineralwasser

Saft von 1 Limette

1 Päck. Vanillinzucker

1 EL Zucker

Kartoffelsalat mit Radieschen (Foto)

500 g gekochte Pellkartoffeln

200 ml heiße Gemüsebrühe

2 EL Aceto balsamico

1 TL mittelscharfer Senf

1/2 Bund Schnittlauch

4 kleine Gewürzgurken

1 Bund Radieschen

Salz

Pfeffer

Für 2 Personen ▪ Zubereitungszeit: ca. 20 Min.
Pro Person: 202,5 kcal ▪ 0,5 g Fett ▪ 39 g KH ▪ 2,2 % kcal aus Fett

1 Die Kartoffeln heiß pellen und in Scheiben schneiden. Die Gemüsebrühe mit dem Essig und dem Senf verrühren und über die Kartoffeln geben und untermengen. Abkühlen lassen.

2 Den Schnittlauch abbrausen, trockenschütteln und in Röllchen schneiden. Die Gurken in feine Würfel schneiden. Die Radieschen putzen, waschen und vierteln oder in Scheiben schneiden.

3 Schnittlauch, Gurken und Radieschen mit den Kartoffeln mischen, mit Salz und Pfeffer würzen und abschmecken. Wenn der Salat zu trocken ist, noch etwas Gemüsebrühe oder Gurkensud hinzufügen.

TIPP: Wenn Sie den Salat mit gekochten Kartoffeln vom Vortag zubereiten, brauchen Sie nicht so viel Dressing. Die Kartoffeln saugen die Gemüsebrühe nicht so gut auf wie noch warme.

Gemischter Bohnensalat

200 g weiße dicke Bohnen (Glas)

2 Tomaten

1/2 Salatgurke

1/2 Fenchelknolle

1 Zwiebel

2 EL Weißweinessig

Salz

Pfeffer

1 Prise Zucker

1 TL Walnussöl

Für 2 Personen ▪ Zubereitungszeit: ca. 10 Min.
Pro Person: 89 kcal ▪ 2,9 g Fett ▪ 11 g KH ▪ 29,3 % kcal aus Fett

1 Die Bohnen abgießen und abtropfen lassen, die Abtropfflüssigkeit auffangen.

2 Die Tomaten waschen und in Spalten schneiden, den Stielansatz entfernen. Die Gurke waschen, längs halbieren und in Scheiben schneiden. Den Fenchel putzen, waschen und in sehr feine Streifen schneiden.

3 Die Zwiebel abziehen, in feine Würfel schneiden und mit dem Essig verrühren. Mit Salz, Pfeffer und Zucker würzen, das Öl sowie 2 bis 3 Esslöffel der Bohnenabtropfflüssigkeit unterschlagen.

4 Die Bohnen, die Tomatenspalten, die Gurkenscheiben und die Fenchelstreifen auf 2 Tellern anrichten und die Marinade darüber träufeln.

Tipp: Nehmen Sie das Dressing und die vorbereiteten Salatzutaten getrennt verpackt mit ins Büro und mischen Sie beides frisch zum Essen. Das gilt v. a. für Blattsalate – Salate, die länger durchziehen sollen, wie Nudel- oder Kartoffelsalat, können Sie fertig angemacht mitnehmen.

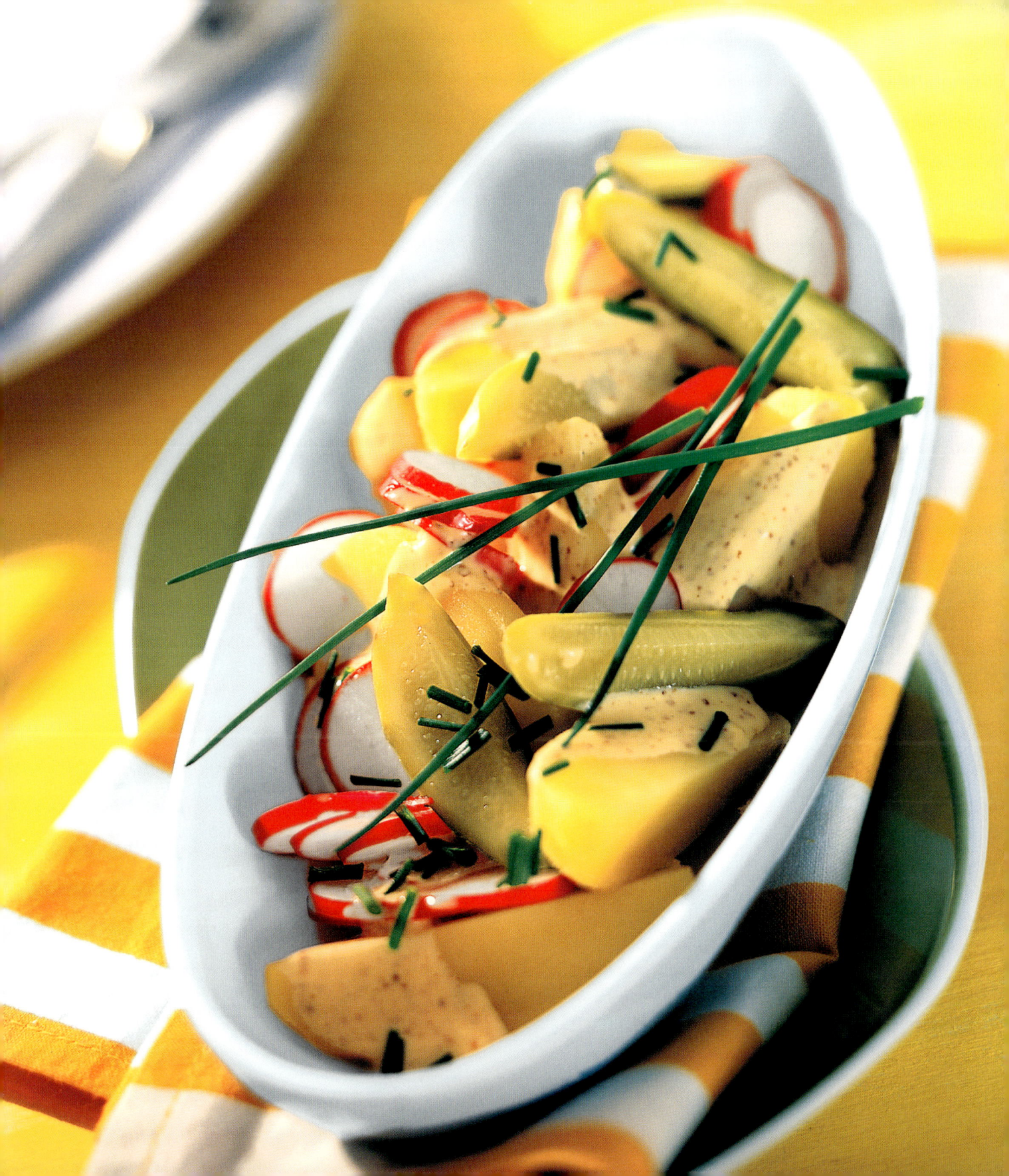

Feldsalat mit Hähnchenbrust und Früchten

75 g Feldsalat

1 Orange

1 Banane

1 EL Mandelblättchen (10 g)

150 g gegartes Hähnchenbrustfilet (in Scheiben)

1 EL Aceto balsamico bianco

75 g Joghurt

1 Prise Currypulver

Salz

Pfeffer

Zucker

Für 2 Personen ▪ Zubereitungszeit: ca. 15 Min.
Pro Person: 207,5 kcal ▪ 4,5 g Fett ▪ 19,5 g KH ▪ 19,5 % kcal aus Fett

1 Den Feldsalat putzen, waschen und trockenschleudern. Die Orange mit einem Messer so schälen, dass die weiße Haut vollständig entfernt wird. Die Filets heraustrennen, den Saft auffangen. Die Banane schälen, in Scheiben schneiden und mit 1 Esslöffel Orangensaft beträufeln.

2 Die Mandelblättchen in einer beschichteten Pfanne ohne Fett goldbraun rösten. Für das Dressing den Essig mit Joghurt, dem restlichen Orangensaft, Curry, Salz, Pfeffer und 1 Prise Zucker verrühren.

3 Den Feldsalat mit den Orangenfilets, den Bananenscheiben und der Hähnchenbrust auf Tellern anrichten. Die Sauce darüber träufeln und mit den Mandelblättchen bestreuen.

Reissalat mit Champignons und Lauch

125 g Reis, Salz

1/2 Stange Lauch

125 g Champignons

etwas Zitronensaft

1/2 Dose Sojabohnenkeimlinge (215 ml)

2 Scheiben gekochter Schinken (ohne Fettrand)

100 ml Gemüsebrühe

3 EL Aceto balsamico bianco

Pfeffer

etwas Cayennepfeffer

1 EL Sonnenblumenöl

Für 2 Personen ▪ Zubereitungszeit: ca. 30 Min. ▪ Marinierzeit: ca. 1 Std.
Pro Person: 307 kcal ▪ 2 g Fett ▪ 51,5 g KH ▪ 5,8 % kcal aus Fett

1 Den Reis nach Packungsanweisung in Salzwasser gar kochen, abgießen und gut abtropfen lassen.

2 Den Lauch putzen, waschen und in feine Ringe schneiden, die Champignons putzen und in dünne Scheiben schneiden und mit dem Zitronensaft beträufeln. Die Sojabohnenkeimlinge abtropfen lassen. Den Schinken würfeln. Alle Zutaten locker unter den Reis mischen.

3 Für das Dressing die Gemüsebrühe mit dem Essig, Salz, Pfeffer, Cayennepfeffer und Öl in ein Schraubglas geben und kräftig schütteln. Das Dressing über den Salat geben und mindestens 1 Stunde durchziehen lassen.

TIPP: Statt gekochtem Schinken können Sie auch gebratenes Schweinefilet (evtl. vom Vortag) unter den Salat mischen. Den Reissalat können Sie auch aus übrigem Reis von einem anderen Gericht zubereiten.

Nudelsalat »arrabiata« mit Äpfeln

Für 2 Personen ▪ Zubereitungszeit: ca. 30 Min.
Pro Person: 754,5 kcal ▪ 12 g Fett ▪ 104 g KH ▪ 14,3 % kcal aus Fett

1 Die Nudeln in ausreichend Salzwasser nach Packungsanweisung bissfest kochen, abschrecken und abtropfen lassen.

2 Die Äpfel waschen, vierteln, schälen, das Kerngehäuse entfernen und die Viertel in Würfel schneiden. Die Erbsen abtropfen lassen, die Flüssigkeit auffangen. Die Tomaten waschen, vierteln und den Stielansatz entfernen. Die Petersilie waschen, trockenschütteln und bis auf ein paar Blättchen zum Garnieren fein hacken.

3 Die Nudeln mit Äpfeln, den Erbsen, Putenbrust, Petersilie und Zwiebelwürfeln locker vermengen. Die Mayonnaise mit den restlichen Zutaten verrühren, abschmecken und unter den Nudelsalat ziehen. Falls der Salat zu trocken ist, etwas Erbsenflüssigkeit untermengen. Mit Kirschtomaten und Petersilienblättchen garnieren.

200 g Nudeln, Salz

2 Äpfel

1 Dose Erbsen (280 g)

100 g Kirschtomaten

1/2 Bund Petersilie

250 g Putenbrustaufschnitt (in Würfel geschnitten)

1 fein gewürfelte Zwiebel

2 EL Mayonnaise (50 % F.)

3 EL Joghurt, 1 EL Sojasauce

Pfeffer, Paprikapulver

1 Spritzer Zitrone, Zucker

3 EL scharfe Chilisauce

einige Spritzer Tabasco

Tomatensalat mit Bulgur

Für 2 Personen ▪ Zubereitungszeit: ca. 15 Min. ▪ Marinierzeit: ca. 1 Std.
Pro Person: 172,5 kcal ▪ 1,5 g Fett ▪ 29 g KH ▪ 7,8 % kcal aus Fett

1 Den Bulgur für etwa 10 Minuten in kaltem Wasser einweichen, gut abtropfen lassen.

2 Die Frühlingszwiebeln putzen, waschen und in sehr feine Ringe schneiden. Die Tomaten abwaschen, vierteln, den Stielansatz entfernen und die Viertel grob würfeln. Die Kräuter abspülen, trockentupfen und hacken. Die Limettenhälfte in dünne Scheiben schneiden.

3 Den Bulgur mit den vorbereiteten Zutaten mischen, mit Salz und den zerstoßenen

Pfefferkörnern würzen. Den Salat mindestens 1 Stunde durchziehen lassen, damit der Bulgur saftig wird.

4 Den Römersalat putzen, waschen und die Blätter als Schälchen auf eine Platte legen. Den Salat hineinfüllen und servieren.

TIPP: Der Salat lässt sich gut vorbereiten. Den Bulgursalat in einer Frischhaltedose mit ins Büro nehmen und erst zur Pause in die frisch gewaschenen Salatblätter füllen.

75 g Bulgur (Weizenschrot)

2 Frühlingszwiebeln

2 Fleischtomaten

1/2 Bund glatte Petersilie

1/2 Bund Minze

1/2 Limette

Salz

1 TL rosa Pfefferbeeren

1/2 Römersalat

Brain-Futter – Zur Kaffeepause und für Zwischendurch

Honigbrombeeren mit Limettenquark (Foto)

Für 2 Personen ▪ Zubereitungszeit: ca. 15 Min. ▪ Marinierzeit: ca. 15 Min.
Pro Person: 396 kcal ▪ 6,5 g Fett ▪ 55,5 g KH ▪ 14,7 % kcal aus Fett

1 Limette

250 g Magerquark

1 EL Mineralwasser

5 EL flüssiger Honig

75 ml Milch

200 g Brombeeren

2 Zweige Minze

1 EL Sesamsamen

40 g Wild Berries Waldbeere
(Fertigprodukt)

1 Die Limette heiß waschen, abtrocknen und die Schale abreiben. Den Saft auspressen. Den Quark mit dem Mineralwasser, 3 Esslöffel Honig, der Milch und dem Limettensaft gut verrühren.

2 Die Brombeeren waschen und putzen. Die Minze waschen, trockenschütteln und zwei Drittel davon fein hacken. Die gehackte Minze, den restlichen Honig und die Brombeeren mischen und etwa 15 Minuten ziehen lassen.

3 Die Sesamkörner in einer beschichteten Pfanne unter ständigem Rühren ohne Fett rösten, auf einem Teller abkühlen lassen.

4 Den Quark anrichten, die Sesamkörner darüber streuen. Die Früchte daneben setzen und mit der restlichen Minze verzieren. Den Quark mit den Wild-Berries-Keksen dippen.

Obstspieße mit Joghurtsauce

Für 2 Personen ▪ Zubereitungszeit: ca. 15 Min.
Pro Person: 289 kcal ▪ 7,5 g Fett ▪ 47,5 g KH ▪ 23,3 % kcal aus Fett

1 Limette

2 EL Ahornsirup

100 g Erdbeeren

1 Kiwi

1 kleine Banane

2 Pfirsichhälften (Dose)

4 Holzspieße

1 Becher Jogolé Fruchtjoghurt
Pfirsich (150 g)

20 g gehackte Walnusskerne

1 Die Limette heiß abwaschen, trockentupfen und die Schale abreiben. Den Saft auspressen und mit dem Ahornsirup verrühren.

2 Die Erdbeeren waschen, putzen, große Früchte halbieren. Die Kiwi und die Banane schälen und in dicke Scheiben schneiden. Die Pfirsichhälften in Spalten schneiden.

3 Die Früchte abwechselnd auf die Spieße stecken. Mit der Limettenmarinade beträufeln und abgedeckt kurz ziehen lassen.

4 Den Joghurt mit der Limettenschale und den Nüssen verrühren und zu den Obstspießen reichen.

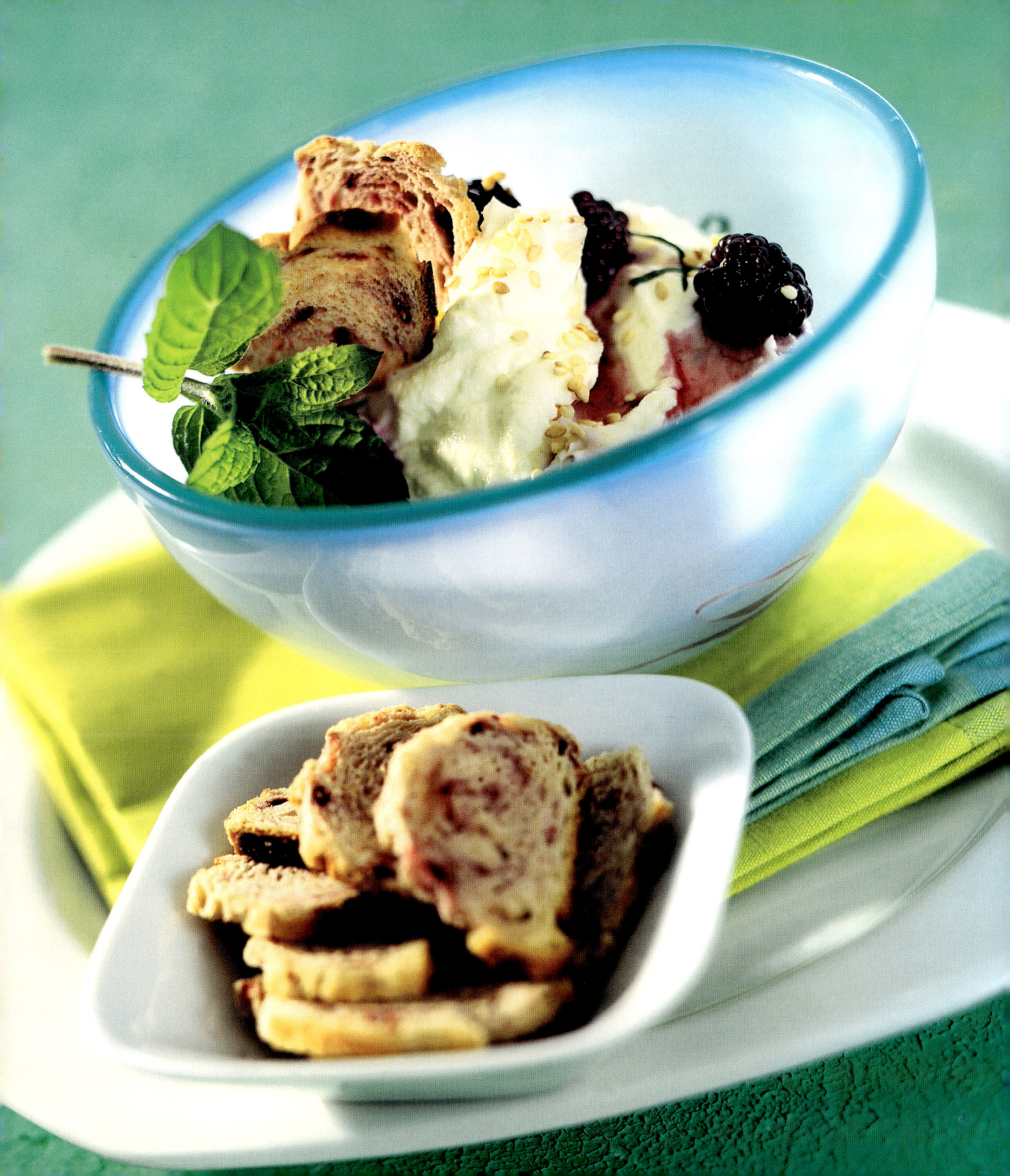

Obstsalat mit Quarksauce und Frucht-Croûtons

1 Dose Ananas in Stücken (446 ml)

1 Kiwi

100 g Himbeeren

1 EL Zitronensaft

1 TL flüssiger Honig

150 g Magerquark

1 EL Mineralwasser

50 ml Milch

1 Päck. Vanillinzucker

25 g Wild Berries Himbeere
(Fertigprodukt)

Für 2 Personen ▪ Zubereitungszeit: ca. 15 Min.
Pro Person: 277 kcal ▪ 2 g Fett ▪ 45,5 g KH ▪ 6,5 % kcal aus Fett

1 Die Ananasstücke abtropfen lassen, den Saft auffangen. Die Kiwi schälen, längs halbieren und in Scheiben schneiden. Die Himbeeren waschen und putzen.

2 Etwas Ananassaft mit dem Zitronensaft und dem Honig verrühren, mit dem Obst mischen und ca. 10 Minuten ziehen lassen.

3 Den Quark mit dem Mineralwasser cremig rühren, die Milch und den Vanillinzucker unterrühren. Mit etwas Ananassaft abschmecken. Das Obst anrichten, die Quarksauce darauf verteilen und die Marinade darüber träufeln.

4 Die Wild-Berries-Kekse in kleine Stücke brechen und kurz vor dem Servieren als Frucht-Croûtons darüber streuen.

Fruchtsalat mit Honigsauce und Mandeln

2 kleine Orangen

1 EL flüssiger Honig

2 EL Zitronensaft

1 kleiner Apfel

1 kleine Banane

6 Mandeln mit Haut

Für 2 Personen ▪ Zubereitungszeit: ca. 10 Min.
Pro Person: 181,5 kcal ▪ 3 g Fett ▪ 34,5 g KH ▪ 14,9 % kcal aus Fett

1 Von einer Orange den Saft auspressen und mit dem Honig und 1 Esslöffel Zitronensaft verrühren.

2 Die andere Orange schälen, die Fruchtspalten in dünne Scheiben schneiden. Den Apfel waschen, vierteln und das Kerngehäuse entfernen. Die Apfelviertel in dünne Spalten schneiden. Die Banane schälen und in Scheiben schneiden. Die Apfel- und Bananenstücke mit dem restlichen Zitronensaft beträufeln.

3 Das Obst anrichten und die Sauce darüber verteilen. Die Mandeln grob hacken und darüber streuen.

TIPP: Obst enthält meist viele Vitamine, Mineral- und Ballaststoffe – die sorgen für genügend Vital-Power im Arbeitsalltag und gleichen Nährstoffmängel aus, wenn Sie doch mal an der Imbissbude nicht vorbeigekommen sind.

Mohn-Apfel-Brot

Für 1 Brot à 16 Scheiben ▪ Zubereitungszeit: ca. 10 Min. ▪ Backzeit: ca. 45 Min.
Pro Scheibe: 102 kcal ▪ 0,8 g Fett ▪ 22 g KH ▪ 7 % kcal aus Fett

1 Den Backofen auf 190 °C vorheizen. Alle Teigzutaten – bis auf die Äpfel – mit den Quirlen des Handrührgeräts in einer Schüssel verrühren.

2 Den Teig in eine mit Backpapier ausgelegte Kastenform geben und glatt streichen.

3 Die Äpfel waschen, vierteln, entkernen und in Spalten schneiden. Die Apfelspalten auf dem Teig verteilen.

4 Das Mohn-Apfel-Brot ca. 45 Minuten im heißen Backofen backen.

TIPP: Das Brot schmeckt pur oder mit Quark und Konfitüre bestrichen. Es lässt sich gut aufgeschnitten einfrieren und zum Bürokaffee scheibenweise mitnehmen.

300 g Mehl

100 g Zucker

1 geh. TL Backpulver

1/2 TL Natron

1 Päck. Vanillinzucker

2 EL Mohn

200 ml Apfelsaft

2 Äpfel, z. B. Boskop

Omas Quarkstollen

Für 1 Stollen à 16 Scheiben ▪ Zubereitungszeit: ca. 15 Min. ▪ Backzeit: ca. 1 Std. 5 Min.
Pro Scheibe: 303,4 kcal ▪ 9,8 g Fett ▪ 36,6 g KH ▪ 29 % kcal aus Fett

1 Den Backofen auf 175 °C vorheizen. Das Mehl mit dem Backpulver mischen, den Zucker, die Eier, den Quark, das Rum- und Zitronenaroma hinzufügen und miteinander verrühren.

2 Die Margarine oder Butter in kleinen Flöckchen darauf geben, die Mandeln und die Rosinen darüber verteilen und alles zu einem glatten Teig kneten. In einer mit Backpapier ausgelegten Kastenform (28 Zentimeter) ca. 60 bis 70 Minuten backen.

3 Zum Garnieren die Butter schmelzen lassen, die Oberfläche des Quarkstollens damit bestreichen und den Puderzucker sofort darüber sieben.

TIPP: Der Stollen schmeckt frisch am besten, gut in Alufolie verpackt hält er sich aber einige Tage, oder Sie frieren ihn portionsweise ein.

Für den Stollen

500 g Mehl

1 Päck. Backpulver

200 g Zucker

2 Eier

250 g trockener Magerquark

1 Fläschchen Rumaroma

1 Fläschchen Zitronenaroma

125 g Halbfettmargarine oder -butter

125 g Mandelstifte

200 g Rosinen

Zum Garnieren

25 g Butter

2 EL Puderzucker

4 EL kernige Haferflocken

2 Becher Jogolé Fruchtjoghurt Trauben / Feige (à 150 g)

1 Orange

50 g getrocknete Feigen

50 g getrocknete Datteln

100 g Weintrauben

2 EL gehackte Haselnusskerne

Winter-Müsli (Foto)

Für 2 Personen ▪ Zubereitungszeit: ca. 10 Min.
Pro Person: 434 kcal ▪ 7 g Fett ▪ 79,5 g KH ▪ 14,5 % kcal aus Fett

1 Die Haferflocken mit dem Fruchtjoghurt verrühren.

2 Die Orange schälen und filetieren. Die Orangenfilets, die Feigen und die Datteln in kleine Stücke schneiden. Die Weintrauben waschen, trockentupfen und abzupfen, große Beeren halbieren.

3 Das Obst und die Nusskerne unter den Haferflockenjoghurt mischen.

TIPP: Vollkornprodukte, aber auch Gemüse, Salate und Hülsenfrüchte, stellen den Magen lange auf »satt« – der nächste »kleine Hunger« lässt dann länger auf sich warten.

250 g Kirschen

2 EL gehackte Pistazien

1 Becher Jogolé Fruchtjoghurt Kirsch (150 g)

200 ml Buttermilch

75 g Haferflocken

Kirsch-Müsli

Für 2 Personen ▪ Zubereitungszeit: ca. 15 Min.
Pro Person: 367 kcal ▪ 8,5 g Fett ▪ 56 g KH ▪ 20,8 % kcal aus Fett

1 Die Kirschen waschen, trockentupfen und die Kerne entfernen.

2 Die Pistazien in einer beschichteten Pfanne ohne Fettzugabe unter ständigem Rühren rösten, auf einen Teller geben und auskühlen lassen.

3 Den Kirschjoghurt und die Buttermilch verrühren. Die Haferflocken auf 2 Früh-stücksschüsselchen verteilen und mit der Kirschmilch übergießen. Die Früchte darauf geben und alles mit den gerösteten Pistazien garnieren.

TIPP: Statt gehackter Pistazien können Sie auch Mandelblättchen rösten. Andere Fruchtjoghurt- und Obstkombinationen sind ebenfalls möglich.

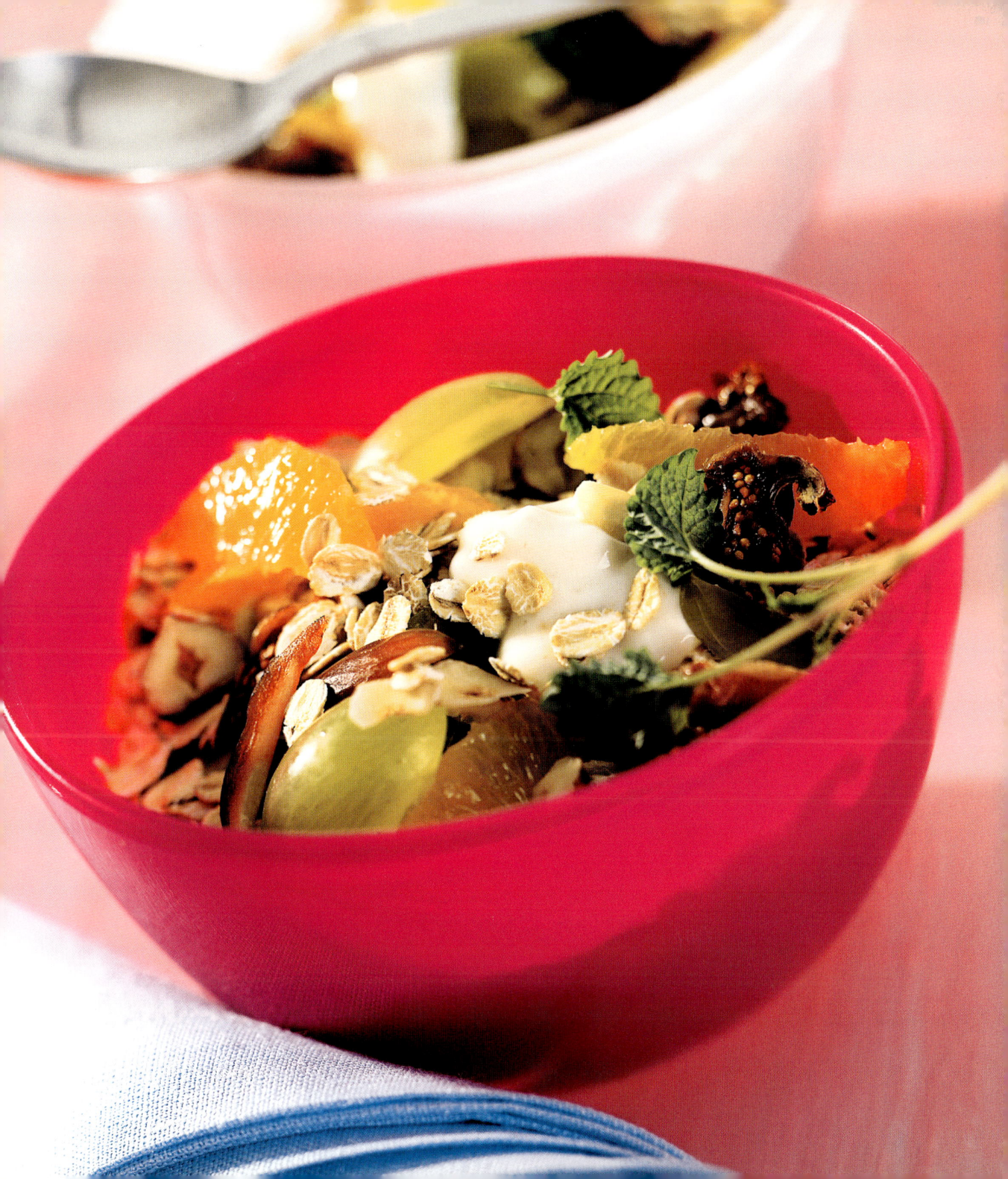

Schnelle Kirschtörtchen (Foto)

Für 12 Stück ▪ Zubereitungszeit: ca. 15 Min.
Pro Stück: 217,2 kcal ▪ 4,4 g Fett ▪ 38 g KH ▪ 18,2 % kcal aus Fett

2 Gläser Kirschen (à 350 g)

36 Stück Löffelbiskuits

300 ml Rotwein

5 EL Zucker

1 Päck. Vanillinzucker

1 Msp. Zimtpulver

1 Päck. roter Tortenguss

300 g saure Sahne

1 TL abgeriebene Schale einer
unbehandelten Zitrone

1 EL Zitronensaft

3 EL Schokoflocken

1 Die Kirschen abgießen, den Saft auffangen. Etwas Kirschsaft in eine Schale geben, die Löffelbiskuits kurz darin eintauchen und immer 3 Stück dicht nebeneinander auf ein Blech legen.

2 Den Rotwein mit 2 Esslöffel Zucker, Vanillinzucker, Zimt und Tortenguss anrühren. Unter Rühren aufkochen, 1 Minute kochen lassen und die abgetropften Kirschen unterrühren. Die heiße Kirschsauce auf den Biskuitstücken verteilen und kalt stellen.

3 Die saure Sahne mit den restlichen 3 Esslöffel Zucker, der Zitronenschale und dem -saft verrühren und je 1 Klecks auf jedes Törtchen setzen. Mit den Schokoflocken garnieren.

TIPP: Schmeckt auch lecker mit LOW FETT 30-Marmor- oder Zitronenkuchen, in 12 Scheiben geschnitten, nebeneinander auf ein Blech gelegt und wie im Rezept angegeben belegt. Wenn Kinder mitessen, den aufgefangenen Kirschsaft statt Rotwein verwenden!

Cappuccino-Törtchen ✗ 10.09.04

Für 12 Stück ▪ Zubereitungszeit: ca. 15 Min. ▪ Backzeit: ca. 25 Min.
Pro Stück: 144 kcal ▪ 1,9 g Fett ▪ 27,5 g KH ▪ 11,8 % kcal aus Fett

Für den Teig

250 g Mehl

2 TL Backpulver, 1/2 TL Natron

1 Päck. Vanillinzucker

100 g brauner Zucker

4 EL Cappuccinopulver

1 Ei, 200 ml Milch

Für die Streusel

2 EL zarte Haferflocken

2 EL brauner Zucker, 1 TL Butter

Außerdem

1 TL Kakaopulver zum Garnieren

1 Alle trockenen Teigzutaten miteinander mischen, das Ei und die Milch dazugeben und alles zu einem glatten Teig rühren.

2 Den Teig in die Muffinförmchen (Blech oder Papier) verteilen. Den Backofen auf 180 °C vorheizen.

3 Für die Streusel die Haferflocken mit dem Zucker mischen, die kalte Butter dazugeben, zu Krümeln verarbeiten und gleichmäßig über die Muffins streuen.

4 Die Cappuccino-Törtchen ca. 25 Minuten goldbraun backen. Vor dem Servieren den Kakao darüber sieben.

TIPP: Die Cappuccino-Törtchen lassen sich gut einfrieren.

einfach /

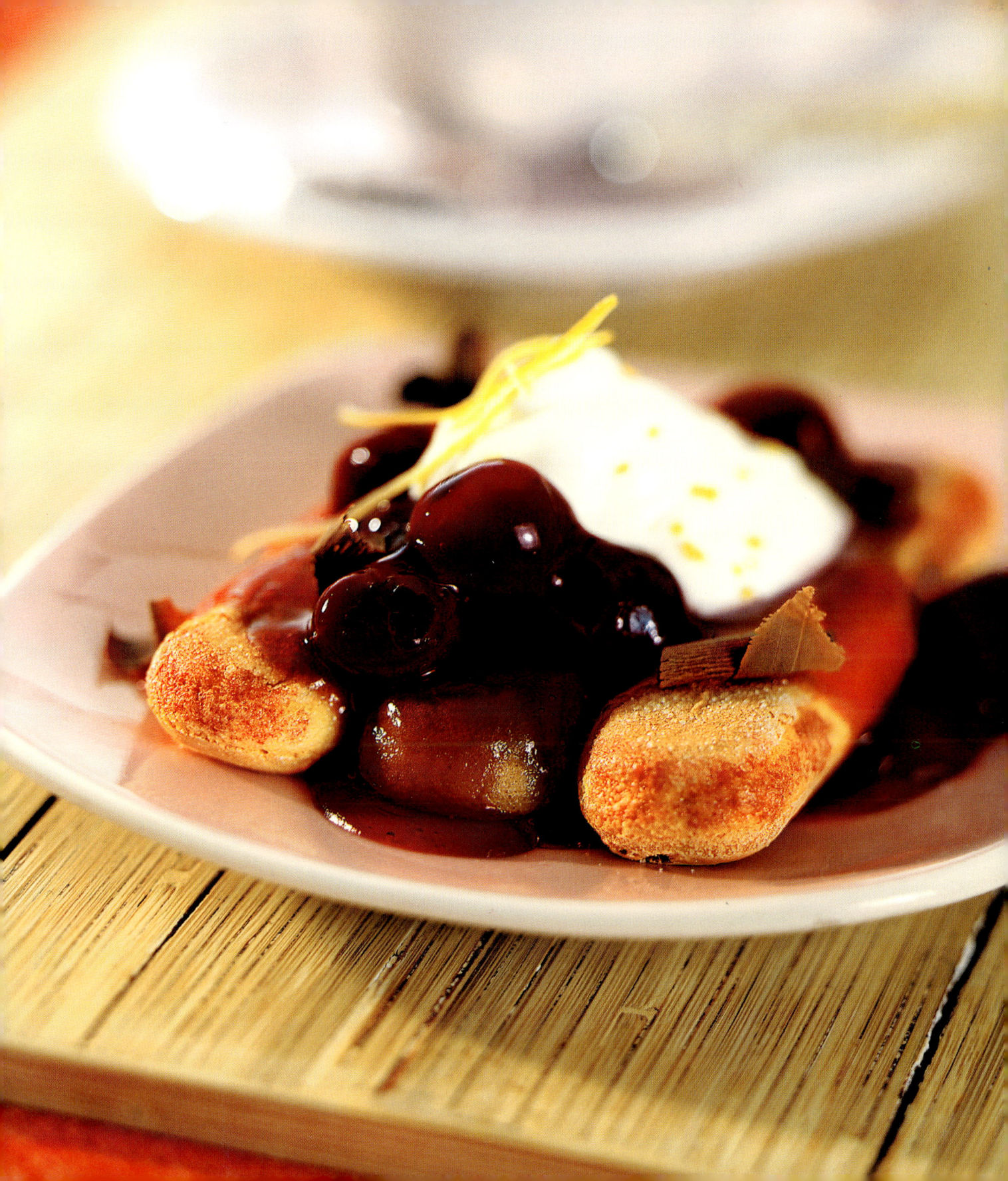

5oz.o7   Urteil:

Eierlikör-Muffins   X

Für 12 Stück ■ Zubereitungszeit: ca. 15 Min. ■ Backzeit: ca. 20–25 Min.
Pro Stück: 189,5 kcal ■ 3,8 g Fett ■ 35,2 g KH ■ 18 % kcal aus Fett

75 g Halbfettmargarine   *37,5*
75 g Joghurt   *1*
100 ml Eierlikör   *5*
1 Ei   *2*
120 g Zucker   *8*
1 Päck. Vanillinzucker   *0*
1 Prise Salz   *0*
150 g Mehl   *7,5*
2 TL Backpulver   *0*
1/2 TL Natron   *0*
150 g Puderzucker   *10*

1 Den Backofen auf 190 °C vorheizen. Die Margarine in der Mikrowelle oder auf dem Herd etwas flüssig werden lassen.
2 Den Joghurt, den Eierlikör – bis auf 2 Esslöffel – und die Margarine mit dem Ei, dem Zucker, dem Vanillinzucker und dem Salz glatt rühren.
3 Das Mehl, das Backpulver und das Natron mischen, darüber sieben und kurz unterrühren, sodass der Teig feucht ist und keine Klumpen hat.

4 Papierförmchen in die Vertiefungen einer Muffinform setzen. Den Teig in den Förmchen verteilen und die Muffins etwa 20 bis 25 Minuten backen. Zum Abkühlen auf einen Rost setzen.
5 Den Puderzucker sieben und mit dem restlichen Eierlikör glatt rühren. Die Eierlikör-Muffins mit dem Guss glasieren.

TIPP: Die Muffins lassen sich ohne Glasur gut einfrieren.

Heidelbeer-Muffins

Für 12 Stück ■ Zubereitungszeit: ca. 10 Min. ■ Backzeit: ca. 20–25 Min.
Pro Stück: 193,5 kcal ■ 3,5 g Fett ■ 36,3 g KH ■ 16,3 % kcal aus Fett

1 Ei
150 g Zucker
1 Päck. Vanillinzucker
1 Prise Salz
75 g Halbfettmargarine
300 ml Buttermilch
300 g Mehl
2 TL Backpulver
1/2 TL Natron
150 g TK-Heidelbeeren
Puderzucker zum Bestäuben

1 Den Backofen auf 190 °C vorheizen. Das Ei, den Zucker, den Vanillinzucker, das Salz und die Margarine cremig rühren. Die Buttermilch unter Rühren nach und nach hinzufügen. Das Mehl – bis auf 2 Esslöffel -, das Backpulver und das Natron mischen und kurz unterrühren.
2 Die Heidelbeeren unaufgetaut mit 2 Esslöffel Mehl bestäuben und unter den Teig heben. Ein Muffinblech mit Papierförmchen auslegen, den Teig gleichmäßig darin verteilen.
3 Im vorgeheizten Backofen ca. 20 bis 25 Minuten backen. Die abgekühlten Muffins mit Puderzucker bestäuben.

Apfel-Muffins

Für 12 Stück ▪ Zubereitungszeit: ca. 15 Min. ▪ Backzeit: ca. 25–30 Min.
Pro Stück: 161,6 kcal ▪ 3 g Fett ▪ 30,4 g KH ▪ 16,7 % kcal aus Fett

1 Ein Muffinblech mit Papierförmchen auslegen oder mit Backspray einfetten. Den
Backofen auf 180 °C vorheizen.
2 Die Margarine schaumig rühren, das Ei,
den Zucker und den Vanillinzucker hinzufügen, den Joghurt und die Milch unterrühren.

3 Das Mehl, die Speisestärke, das Backpulver
und das Natron gründlich mischen und
unterrühren. Die Apfelchips grob hacken
und unter den Teig mengen.
4 Den Teig in die Förmchen verteilen und
die Muffins im Backofen ca. 25 bis 30 Minuten backen.

60 g Halbfettmargarine

1 Ei

150 g Zucker

1 Päck. Vanillinzucker

150 g Joghurt

50 ml Milch

175 g Mehl

75 g Speisestärke

2 TL Backpulver

1/2 TL Natron

**1 Beutel XOX Apfelchips
(Fertigprodukt)**

Muffins mit Schokostückchen

Für 12 Stück ▪ Zubereitungszeit: ca. 10 Min. ▪ Backzeit: ca. 25–30 Min.
Pro Stück: 195 kcal ▪ 6 g Fett ▪ 26 g KH ▪ 28 % kcal aus Fett

1 Ein Muffinblech mit Papierförmchen auslegen oder mit Backspray einfetten. Den
Backofen auf 180 °C vorheizen.
2 Die Margarine bei kleiner Hitze schmelzen
lassen. Das Mehl, den Zucker, das Backpulver, das Natron und das Salz gründlich mischen.

3 Die Eier mit der Margarine, der Milch und
dem Aroma verrühren. Die Mehlmischung
dazugeben und unterrühren. Die grob gehackte Schokolade untermengen.
4 Den Teig in die Förmchen verteilen und
die Muffins im vorgeheizten Backofen ca.
25 bis 30 Minuten backen.

100 g Halbfettmargarine

300 g Weizenmehl

100 g Zucker

2 TL Backpulver

1/2 TL Natron

1 Prise Salz

2 Eier

100 ml Milch

**5 Tropfen Backaroma Vanille
oder Rum**

**50 g grob gehackte
Vollmilchschokolade**

Partyrezepte fürs Büro – Geburtstag und Umtrunk

Pikant gefüllter Gugelhupf mit Quarksauce (Foto)

Für 1 Gugelhupf à 16 Scheiben ▪ Zubereitungszeit: ca. 20 Min. ▪ Backzeit: ca. 1 Std.
Pro Scheibe: 114,8 kcal ▪ 1,6 g Fett ▪ 22 g KH ▪ 12,5 % kcal aus Fett

150 g Quark, 300 g Mehl

1 Päck. Backpulver, 2 EL Öl

6 EL Milch

Salz, 1 TL Zucker

1 TL abgeriebene Schale
einer unbehandelten Zitrone

1 Dose Aprikosen (235 g)

6 dünne Scheiben Lachsschinken
(ohne Fettrand)

250 g Magerquark

1 EL Mineralwasser

8 EL Aprikosensaft

Pfeffer

etwas Worchestersauce

1 Den Backofen auf 180 °C vorheizen. Quark, Mehl, Backpulver, Öl, 4 Esslöffel Wasser, Milch, Salz, Zucker und Zitronenschale zu einem Teig für den Teig glatt verkneten und auf einer bemehlten Arbeitsfläche zu einer Platte von ca. 25 x 40 Zentimeter ausrollen.
2 Die Aprikosen abtropfen lassen, den Saft auffangen. Die Schinkenscheiben längs halbieren, in jeden Streifen eine halbe Aprikose einwickeln und gleichmäßig versetzt an der oberen und unteren Längsseite der Teigplatte verteilen.

3 Den Teig von beiden Längsseiten zur Mitte hin aufrollen und mit der Naht nach innen in eine gefettete Gugelhupfform legen. Im vorgeheizten Backofen ca. 1 Stunde backen. Nach dem Backen 10 Minuten in der Form stehen lassen, dann stürzen.
4 Inzwischen den Quark mit Mineralwasser und Aprikosensaft verrühren, mit Salz, Pfeffer und Worchestersauce abschmecken. Die restlichen Aprikosen in Stücke schneiden. Gugelhupf mit den Aprikosen und Petersilie garnieren und die Quarksauce dazu reichen.

Schinken-Käse-Muffins

Für 12 Stück ▪ Zubereitungszeit: ca. 10 Min. ▪ Backzeit: ca. 25 Min.
Pro Stück: 118 kcal ▪ 3 g Fett ▪ 19 g KH ▪ 25 % kcal aus Fett

200 g Mehl   *10*

2 TL Backpulver   *6*

1/2 TL Natron, Salz   *0*

1 Ei , 200 ml Milch   *2 + 2*

Pfeffer, Muskatnuss   *0*

100 g Lachsschinken-Würfel   *3*
(*Schinken-Herbe*)
150 g Käseraspel (30 % F. i. Tr.)   *9*

26:12
= 2,16

1 Muffin = 2,5 P

1 Den Backofen auf 200 °C vorheizen. Das Mehl, das Backpulver, das Natron und 1 Prise Salz mischen.
2 Das Ei, die Milch sowie je etwas Salz, Pfeffer und Muskatnuss mit den Quirlen des Handrührgerätes verrühren, die Mehlmischung dazusieben und kurz unterrühren.

Die Schinkenwürfel und zwei Drittel vom Käse untermischen.
3 Ein Muffinblech mit Papierförmchen auslegen, den Teig gleichmäßig einfüllen und mit dem restlichen Käse bestreuen. Die Muffins im vorgeheizten Backofen etwa 25 Minuten backen.

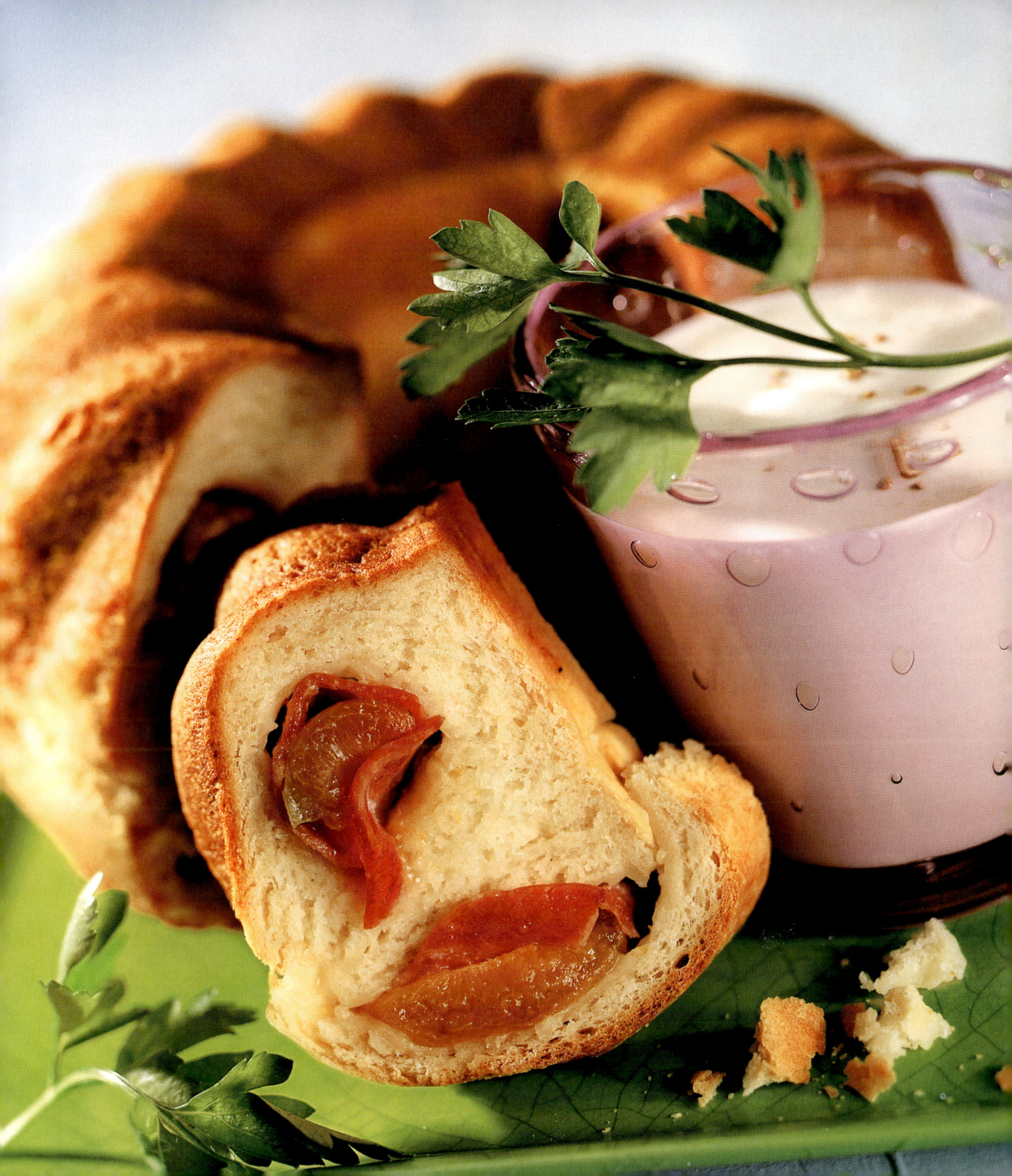

Gefülltes Brot mit Paprika und Oliven

100 g schwarze Oliven mit Stein

1 Knoblauchzehe

1 Bund Basilikum

1 EL Olivenöl

2 EL Gemüsebrühe

2 TL Zitronensaft

1 TL abgeriebene Schale einer unbehandelten Zitrone

je 1 rote und gelbe Paprikaschote

125 g Zottarella leicht

50 g Rucola

1 rundes Weißbrot (500 g)

100 g Hauchschnitt-Putenbrust

Für 4 Personen ▪ Zubereitungszeit: ca. 30 Min. ▪ Ruhezeit: ca. 30 Min.
Pro Person: 470,7 kcal ▪ 12,5 g Fett ▪ 64 g KH ▪ 23,9 % kcal aus Fett

1 Oliven entsteinen, Knoblauch abziehen. Basilikum grob klein schneiden. Oliven, Knoblauch, Basilikum, Olivenöl, Brühe, Zitronensaft und -schale pürieren.

2 Paprika putzen, waschen, vierteln, das Kerngehäuse entfernen. Mit der Hautseite nach oben unter dem heißen Grill rösten, bis die Haut schwarz wird. Sofort in einen Gefrierbeutel geben und verschlossen 10 Minuten ruhen lassen.

3 Den Zottarella trockentupfen und in dünne Scheiben schneiden. Den Rucola verlesen, waschen und trockenschleudern. Paprika aus dem Beutel nehmen und häuten.

4 Das Brot waagerecht halbieren, aushöhlen und die Innenseiten mit der Olivenpaste bestreichen. Die untere Brothälfte abwechselnd mit Paprika, Rucola, Zottarella und Putenscheiben belegen. Den Deckel auflegen und fest andrücken. Das Brot fest in Klarsichtfolie wickeln und 30 Minuten ruhen lassen.

Gyros-Baguette mit pikanter Sauce

400 g Schweinefilet

Gyros-Gewürz

1 EL Sonnenblumenöl

1 Orange

4 EL Pflaumenmus

1 TL Sambal Oelek

1 Bund Frühlingszwiebeln

50 g Quark

1 TL Aceto balsamico bianco

Salz

Pfeffer

4 Baguettebrötchen

4 schöne Salatblätter

Für 4 Personen ▪ Zubereitungszeit: ca. 15 Min. ▪ Marinierzeit: ca. 15 Min.
Pro Person: 352,8 kcal ▪ 5,3 g Fett ▪ 47 g KH ▪ 13,5 % kcal aus Fett

1 Das Schweinefilet in Scheiben schneiden. Das Gyrosgewürz und das Öl mischen, die Fleischscheiben damit kräftig einreiben und mindestens 15 Minuten marinieren.

2 Die Orange auspressen, den Saft mit dem Pflaumenmus verrühren, mit Sambal Oelek würzen und abschmecken. Die Frühlingszwiebeln in Ringe schneiden, etwas Grün aufheben.

3 Die Fleischscheiben in einer beschichteten Pfanne von beiden Seiten etwa 5 Minuten braten, die Frühlingszwiebeln dazugeben und kurz mitbraten.

4 Den Quark mit dem Essig, Salz und Pfeffer verrühren. Die Baguettebrötchen aufschneiden, die unteren Hälften mit der Quark-Essig-Mischung bestreichen, mit den Salatblättern und den restlichen Frühlingszwiebeln belegen. Das Fleisch darauf verteilen. Die Orangen-Pflaumen-Sauce darauf geben und mit den oberen Baguettehälften abdecken.

Zwiebelecken

Für 24 Ecken ▪ Zubereitungszeit: ca. 5 Min. ▪ Backzeit: ca. 12 Min.
Pro Stück: 65,4 kcal ▪ 1,9 g Fett ▪ 9,8 g KH ▪ 26 % kcal aus Fett

1 Den Backofen auf 190 °C vorheizen. Die Zwiebelsuppe mit der Sahne und den Kräutern verrühren. Die Toastbrotscheiben damit bestreichen und auf ein mit Backpapier ausgelegtes Backblech legen.

2 Die Zwiebelbrote im vorgeheizten Backofen ca. 12 Minuten backen. Die Toastscheiben einmal diagonal durchschneiden, auf einer Platte anrichten und heiß servieren.

TIPP: Dieses Rezept eignet sich sehr gut für die »große Runde«. Die Zutatenmengen müssen Sie dann entsprechend hochrechnen.

1 Beutel Zwiebelsuppe

400 g saure Sahne

1 Päck. TK-8-Kräuter

12 Scheiben Vollkorn-Toastbrot

Herzchenbrot mit Frischkäse

Für 12 Stück ▪ Zubereitungszeit: ca. 10 Min.
Pro Stück: 31,8 kcal ▪ 0,8 g Fett ▪ 3,8 g KH ▪ 22,6 % kcal aus Fett

1 Den Frischkäse mit dem Tomatenmark verrühren und mit Pfeffer würzen.

2 Aus den Brotscheiben mit einem Herzausstecher 12 Herzen ausstechen und mit der Frischkäsemasse bestreichen.

3 Den Schnittlauch waschen, trockenschütteln, mit einer Schere in kleine Röllchen schneiden und auf den Herzen verteilen.

TIPP: Dazu können Sie noch frische Gurkenscheiben und Paprikastücke reichen.

100 g Buttermilch-Frischkäse

1 EL Tomatenmark

Pfeffer

3 Scheiben Bauernbrot

1/2 Bund Schnittlauch

Kleine Gemüsequiches (Foto)

S. lecker wie jeralle
1 Stck = 10 P.

Für 8 Stück ■ Zubereitungszeit: ca. 25 Min. ■ Backzeit: ca. 25 Min.
Pro Person: 497,3 kcal ■ 13,5 g Fett ■ 62,3 g KH ■ 24,4 % kcal aus Fett

Für den Teig

300 g Quark, 1 EL Zucker

600 g Mehl *30*

2 Päck. Backpulver *0*

4 EL Öl, 8 EL Wasser *12*

12 EL Milch, 1 Prise Salz *0*   *48*

Für den Belag

4 Stauden Chicorée *(Lauch 14)*

2 rote Paprikaschoten

4 Möhren *(1 Zuccini)*

1 EL Sonnenblumenöl *4*

1 EL gekörnte Brühe *0,5*

300 g Magerquark *4*

2 Eier, Kräutersalz, Pfeffer *4*

200 g geriebener Edamer (30 % F.) *20*

30,5
48
80,5 : 8 = 10 P

1 Alle Teigzutaten mit dem Handrührgerät verkneten, Teig in 8 Stücke teilen. Aus jedem Stück eine Kugel formen und auf einer bemehlten Arbeitsfläche zu einem runden Fladen ausrollen. Je 4 nebeneinander auf ein mit Backpapier ausgelegtes Blech setzen.
2 Chicorée putzen, waschen, den Strunk entfernen und die Blätter in Streifen schneiden. Paprika waschen, Kerne und weiße Innenhäute entfernen und die Frucht in kleine Würfel schneiden. Möhren waschen, schälen und raspeln.
3 In einer beschichteten Pfanne das Gemüse im Öl unter Rühren andünsten. Die Brühe darin auflösen und noch 5 Minuten garen lassen. Den Backofen auf 160 °C vorheizen.
4 Die Pfanne vom Herd nehmen, Quark und Eier unterrühren, mit Kräutersalz und Pfeffer abschmecken. Die Gemüse-Quark-Masse auf den Teigfladen verteilen. Mit dem Käse bestreuen und im vorgeheizten Backofen ca. 25 Minuten backen.

TIPP: Die Gemüsequiches lassen sich gut einfrieren und sind bei Bedarf schnell aufgebacken.

Tomaten mit Thunfischfüllung

Für 4 Stück ■ Zubereitungszeit: ca. 15 Min.
Pro Person: 112 kcal ■ 3,3 g Fett ■ 3 g KH ■ 26,5 % kcal aus Fett

4 feste Fleischtomaten

Salz, Pfeffer

1 Dose Thunfisch (im eigenen Saft; 185 g)

60 g Zottarella leicht

1/2 Bund Basilikum

4 grüne Oliven

1 TL Zitronensaft

8 Blätter Eisbergsalat

1 Tomaten waschen, Stielansatz entfernen und einen Deckel abschneiden. Mit einem Teelöffel aushöhlen, innen salzen und pfeffern. Fruchtfleisch und Deckel fein würfeln.
2 Thunfisch und Zottarella abtropfen lassen. Fisch in kleine Stücke zerrupfen, Käse würfeln. Basilikum waschen, trockenschütteln, die Blättchen von den Stielen zupfen und die Hälfte fein hacken. Oliven in Scheiben schneiden. Alles vermischen, mit Salz, Pfeffer und Zitronensaft abschmecken und in die Tomaten füllen.
3 Den Salat waschen, trockenschleudern und mundgerecht zerpflücken. Die Tomaten auf dem Salat anrichten und mit den übrigen Basilikumblättchen garnieren.

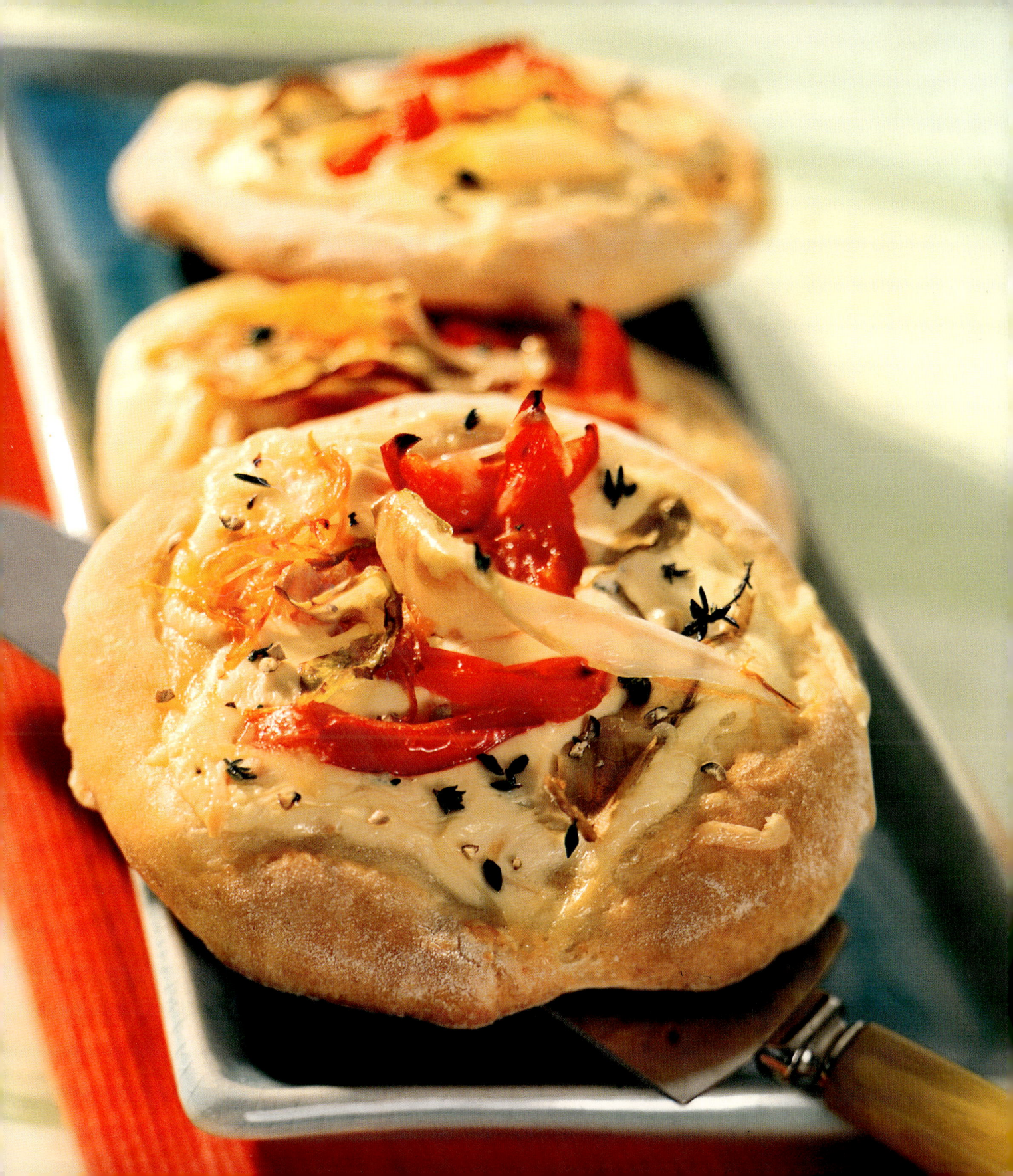

Baked Potatoes mit Salsa

900 g Kartoffeln

1 ½ EL Sonnenblumenöl

Salz

Pfeffer

Paprikapulver

150 ml Kaffeesahne (4 % F.)

150 g Joghurt

300 ml Texicana Salsa

Für 6 Personen ▪ Zubereitungszeit: ca. 10 Min. ▪ Backzeit: ca. 40 Min.
Pro Person: 171 kcal ▪ 4 g Fett ▪ 26,5 g KH ▪ 21 % kcal aus Fett

1 Den Backofen auf 190 °C vorheizen. Die Kartoffeln waschen, der Länge nach halbieren und in Viertel schneiden. Ein Backblech mit Backpapier auslegen, die Kartoffeln mit der Schale nach unten darauf setzen.

2 Das Sonnenblumenöl mit Salz, Pfeffer und Paprika verrühren und die Kartoffeln damit bestreichen. Im vorgeheizten Backofen ca. 40 Minuten backen.

3 Die Sahne und den Joghurt mit der Salsa verrühren und zu den Kartoffeln reichen.

TIPP: Für eine Büroparty eignen sich die Baked Potatoes sehr gut, dazu schmecken frischer Salat oder auch Kurzgebratenes oder Gegrilltes – falls Sie das Rezept zu Hause zubereiten.

Gratinierte Folienkartoffeln mit Tomatensauce

4 große Kartoffeln

150 g TK-Blattspinat

1 Knoblauchzehe

1 kleine Zwiebel

100 g Schafskäse (Feta)

1 Paket stückige Tomaten (400 g)

1 Würfel Gemüsebrühe

Salz, Pfeffer

1 Prise Zucker

Außerdem

4 Stück Aluminiumfolie
(ca. 20 x 20 cm)

Für 2 Personen ▪ Zubereitungszeit: ca. 40 Min.
Pro Person: 386 kcal ▪ 9 g Fett ▪ 54 g KH ▪ 20,9 % kcal aus Fett

1 Die Kartoffeln bürsten, waschen und in einen Topf mit Wasser geben. Zum Kochen bringen und ca. 25 Minuten garen. Den Backofen auf 200 °C vorheizen.

2 Den Blattspinat antauen lassen, grob hacken. Knoblauch und Zwiebel abziehen und in kleine Würfel schneiden. Den Feta mit einer Gabel zerdrücken, mit den Knoblauch- und Zwiebelwürfeln zum Blattspinat geben und mischen.

3 Jeweils eine Kartoffel auf ein Stück Aluminiumfolie setzen. Die Kartoffeln längs einschneiden und etwas auseinander drücken. Die Spinatmasse in die Kartoffeln füllen, die Folie an den Seiten verschließen. Die gefüllten Kartoffeln im vorgeheizten Backofen ca. 10 Minuten gratinieren.

4 Für die Sauce die Tomatenstücke in einen Topf geben, aufkochen und den Brühwürfel darin auflösen, mit Salz, Pfeffer und Zucker abschmecken. Die Kartoffeln mit der Sauce servieren.

Nudelauflauf mit Champignons

Für 2 Personen ▪ Zubereitungszeit: ca. 30 Min. ▪ Backzeit: ca. 25 Min.
Pro Person: 611 kcal ▪ 16,5 g Fett ▪ 84 g KH ▪ 24,3 % kcal aus Fett

1 Die Nudeln nach Packungsanweisung in reichlich Salzwasser bissfest kochen, abgießen und abtropfen lassen.

2 Die Tomaten waschen, den Stielansatz entfernen und die Früchte in Scheiben schneiden. Die Champignons putzen und in dünne Scheiben schneiden.

3 Die Butter in einer Pfanne erhitzen und die Pilze darin so lange braten, bis die Flüssigkeit ganz eingekocht ist. Mit Salz und Pfeffer würzen.

4 Den Backofen auf 200 °C vorheizen. Eine Auflaufform einfetten. Die Hälfte der Nudeln einfüllen, die Hälfte der Pilze darüber verteilen und darauf eine Schicht Tomaten geben.

5 Die Milch mit Ei, Parmesan, Oregano, Kerbel, etwas Salz und Pfeffer verrühren und die Hälfte davon über die Tomaten geben. Die restlichen Nudeln, die Pilze und die Tomaten darüber schichten und die übrige Sauce darauf verteilen. Im vorgeheizten Backofen ca. 25 Minuten überbacken.

TIPP: Schneller geht es, wenn Sie die Nudeln schon am Vortag mitkochen. Schmeckt auch lecker mit frischen Gnocchi aus der Kühltheke.

200 g Nudeln

Salz

150 g Tomaten

250 g Champignons

1 EL Butter

Pfeffer

etwas Fett für die Auflaufform

200 ml Milch

1 Ei

30 g geriebener Parmesan

1 TL getockneter Oregano

1/2 Bund frisch gehackter Kerbel

Scharfer Paprikasalat

Für 6 Personen ▪ Zubereitungszeit: ca. 15 Min.
Pro Person: 78,3 kcal ▪ 0,6 g Fett ▪ 15,2 g KH ▪ 6,9 % kcal aus Fett

1 Die Pfirsiche abtropfen lassen und in Spalten schneiden. Die Paprikaschoten putzen, waschen, entkernen und in Streifen schneiden. Die Frühlingszwiebeln putzen, waschen und in Ringe schneiden. Die Tomaten waschen, den Stielansatz entfernen und die Früchte halbieren oder in Viertel schneiden. Die Petersilie waschen, die Blättchen von den Stielen zupfen.

2 Alle Zutaten mischen und mit Salz, Pfeffer und der Salsa-Sauce würzen und mit dem Balsamessig abschmecken.

TIPP: Sie können auch 350 Gramm gegarte Hähnchenbrust in Scheiben unter den Salat mischen.

1/2 Dose Pfirsiche

je 1 rote, gelbe und grüne Paprikaschote

1 Bund Frühlingszwiebeln

250 g Cocktailtomaten

1 Bund glatte Petersilie

Salz

Pfeffer

6 EL Salsa-Sauce

2–3 EL Aceto balsamico bianco

Griechische Mitternachtssuppe (Foto)

350 g mageres Schnitzelfleisch

Gyros-Gewürz

je 1 gelbe und rote Paprikaschote

2 eingelegte Peperoni

1 EL Sonnenblumenöl

1 Paket passierte Tomaten (500 ml)

2 Würfel Fleischsuppe

2 Päck. Pfeffersauce

150 g Schafskäse (Feta)

500 g Fladenbrot

Für 6 Personen ▪ Zubereitungszeit: ca. 45 Min.
Pro Person: 501,5 kcal ▪ 11,5 g Fett ▪ 70,7 g KH ▪ 20,5 % kcal aus Fett

1 Das Schnitzelfleisch in kleine Würfel schneiden und kräftig mit dem Gyros-Gewürz würzen. Die Paprikaschoten waschen, vierteln, Kerne und weiße Innenhäute entfernen und die Viertel in Würfel schneiden. Die Peperoni in dünne Ringe schneiden.

2 In einem Topf Sonnenblumenöl heiß werden lassen, das Fleisch darin anbraten. Paprika und Peperoni dazugeben und kurz mitdünsten. Die passierten Tomaten hinzufügen, 1 Liter Wasser dazugießen und die Fleischsuppe darin auflösen. Die Pfeffersauce einrühren, aufkochen und bei geringer Wärmezufuhr ca. 30 Minuten garen, gelegentlich umrühren.

3 Den Käse in Würfel schneiden und kurz vor dem Servieren zur Suppe geben. Das Fladenbrot in 6 Stücke schneiden und dazu reichen.

Superschnelles Chili con Carne

250 g Rinderhackfleisch

1 Dose Kidney-Bohnen (255 g)

150 g Mais (Dose)

125 ml scharfe Mexikanische Salsa-Sauce

Für 2 Personen ▪ Zubereitungszeit: ca. 25 Min.
Pro Person: 676 kcal ▪ 9,5 g Fett ▪ 92,5 g KH ▪ 12,6 % kcal aus Fett

1 Das Hackfleisch in einer beschichteten Pfanne ohne Fett krümelig braten.

2 Die Bohnen und den Mais mit der Dosenflüssigkeit hinzufügen, die Salsa-Sauce unterrühren, erhitzen und das Chili mindestens 10 Minuten bei geringer Hitze leicht kochen lassen.

TIPP: Das Chili kann sehr gut am Vortag zubereitet werden, dann schmeckt es sogar noch besser!

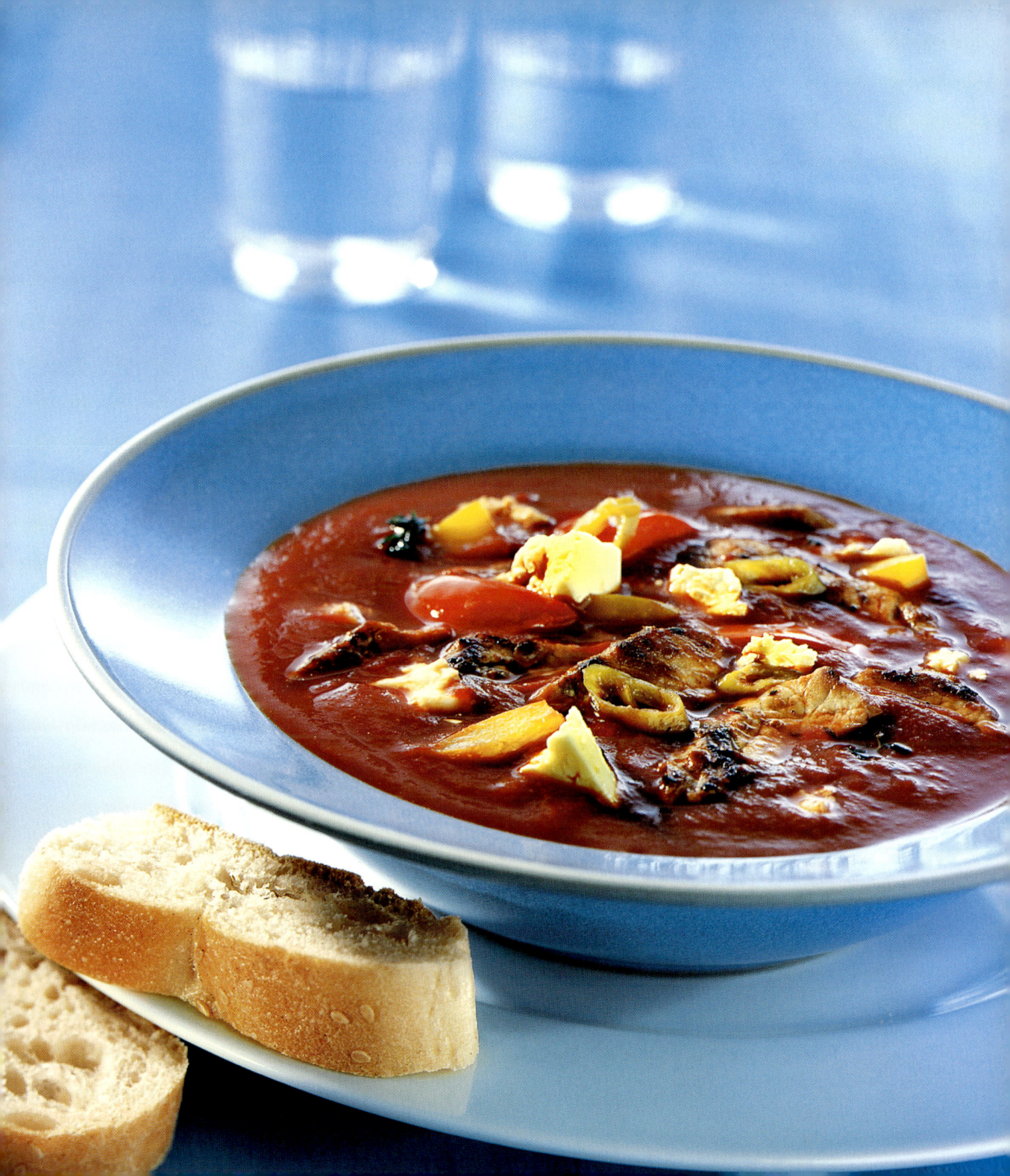

Schweinefilettopf mit Champignons

22.01.06
Super lecker !

1 kg Schweinefilet

1 TL Sonnenblumenöl

180 g roher Schinken (ohne Fettrand)

300 g Zwiebeln

300 g frische Champignons

600 ml Kaffeesahne (4 % F.)

1 EL Speisestärke

Salz, Pfeffer

Für 6 Personen ■ Zubereitungszeit: ca. 30 Min. ■ Backzeit: ca. 30 Min.
Pro Person: 397,3 kcal ■ 9,5 g Fett ■ 20,5 g KH ■ 21,5 % kcal aus Fett

1 Das Schweinefilet in Scheiben schneiden und in einer beschichteten Pfanne im heißen Öl anbraten, herausnehmen.

2 Den Schinken würfeln, die Zwiebeln abziehen und in Ringe schneiden, die Pilze putzen, in Scheiben schneiden und alles nacheinander separat in der Pfanne dünsten.

3 Die vorbereiteten Zutaten in Lagen in eine Auflaufform schichten. Den Backofen auf 220 °C vorheizen.

4 Die Speisestärke mit 6 Esslöffel Kaffeesahne verrühren, die restliche Sahne erhitzen. Die angerührte Stärke unter Rühren dazugießen und aufkochen. Kräftig mit Salz und Pfeffer würzen und über den Auflauf gießen.

5 Den Auflauf im vorgeheizten Backofen 30 Minuten backen.

Feuriger Fleischtopf

1,2 kg ausgelöster, magerer Schweinekotelettbraten

Pfeffer

1 TL Sonnenblumenöl

1 Dose kleine ganze Champignons (850 ml)

2 Gemüsezwiebeln

700 g Fleischtomaten

250 ml Ketchup

6 EL Sojasauce

1–2 EL Tabasco

2 TL Steak-Würzmischung

2 EL Basilikum

etwas frisches Basilikum zum Garnieren

Für 8 Personen ■ Zubereitungszeit: ca. 20 Min. ■ Marinierzeit: ca. 24 Std. ■ Bratzeit: ca. 2 Std. 30 Min.
Pro Person: 269,9 kcal ■ 7,9 g Fett ■ 12,9 g KH ■ 26,3 % kcal aus Fett

1 Das Fleisch in etwa 12 bis 16 Scheiben schneiden und von beiden Seiten pfeffern. Einen großen Bräter mit dem Öl einfetten und die Fleischscheiben hineinlegen.

2 Champignons abtropfen lassen. Zwiebeln abziehen und in Scheiben schneiden. Tomaten waschen, den Stielansatz entfernen und die Früchte in Scheiben schneiden. Tomaten, Pilze und Zwiebeln schichtweise über dem Fleisch verteilen.

3 Ketchup, Sojasauce, Tabasco, Würzmischung und Basilikum verrühren und so über das Gemüse gießen, dass alles bedeckt ist. Den Bräter mit Deckel ca. 24 Stunden kalt stellen.

4 Am nächsten Tag den Fleischtopf zugedeckt im vorgeheizten Backofen bei 200 °C ca. 2 Stunden schmoren. Den Deckel abnehmen und weitere 30 Minuten schmoren. Das frische Basilikum kurz abspülen, trockenschütteln und zur Garnitur auf den Fleischtopf legen.

TIPP: Dazu schmecken frisches Fladenbrot oder Bandnudeln und ein frischer Salat.

Gefüllte Hähnchenbrust mit Käse und Kräutern

Für 6 Personen ■ Zubereitungszeit: ca. 20 Min. ■ Backzeit: ca. 40 Min.
Pro Person: 160 kcal ■ 3 g Fett ■ 2 g KH ■ 16,9 % kcal aus Fett

1 Von den Hähnchenfilets Fett und Sehnen sowie die unten lose anhängenden Fleischteile abschneiden und fein hacken. In die Filets der Länge nach eine Tasche schneiden. Den Backofen auf 200 °C vorheizen.

2 Knoblauch abziehen und zerdrücken, Schalotte abziehen und fein hacken. Gehacktes Fleisch, Kräuter, Knoblauch, Schalotte, Nüsse, Parmesan und Frischkäse verrühren und mit Salz und Pfeffer abschmecken. Die Masse in die Fleischtaschen füllen und mit Rouladenspießen fixieren.

3 Sojasauce, Ketchup, Honig, Zitronensaft, die getrockneten Kräuter, Curry- und Papri-kapulver sowie etwas Salz und Pfeffer verrühren. Die gefüllten Hähnchenfilets mit der glatten Seite nach oben nebeneinander in eine Auflaufform legen und mit der Würzsauce bestreichen. Die Brühe angießen. Im vorgeheizten Backofen etwa 40 Minuten braten.

TIPPS: Die gefüllte Hähnchenbrust lässt sich gut vorbereiten. Dazu passen Baked Potatoes (siehe Rezept S. 58) oder Ciabatta und der Scharfe Paprikasalat (siehe Rezept S. 59).

6 Hähnchenbrustfilets (à 150 g)
2 Knoblauchzehen
1 Schalotte
1 Päck. italienische TK-Kräuter
2 EL gehackte Walnusskerne
2 EL frisch geriebener Parmesan
2 EL Frischkäse (0,2 % F. i. Tr.)
Salz, Pfeffer
1 EL Sojasauce
2 EL Ketchup, 1 EL Honig
1 Spritzer Zitronensaft
je 1/2 TL getrockneter Thymian, Rosmarin und Oregano
je 1/2 TL Currypulver, Rosen-Paprikapulver
100 ml Geflügelbrühe

Putengeschnetzeltes aus dem Backofen ✗

Für 6 Personen ■ Zubereitungszeit: ca. 15 Min. ■ Kühlzeit: ca. 24 Std. ■ Backzeit: ca. 1 Std. 15 Min.
Pro Person: 519,8 kcal ■ 14,6 g Fett ■ 32,8 g KH ■ 25,3 % kcal aus Fett

1 Die Schnitzel in Würfel schneiden, in eine ofenfeste Form geben, salzen und pfeffern.

2 Die Zwiebeln abziehen, halbieren, in Streifen schneiden und über dem Fleisch verteilen. Die Erbsen, die Champignons und die Ananasstücke abtropfen lassen und darüber schichten.

3 Die Sahne mit der Speisestärke verquirlen, Milch, Curry- und Chilisauce dazugeben, gut verrühren und über die vorbereiteten Zutaten gießen. Den Bräter abdecken, kühl stellen und über Nacht durchziehen lassen.

4 Am nächsten Tag das Geschnetzelte im vorgeheizten Backofen bei 180 °C ca. 1 Stunde geschlossen und noch 15 Minuten offen garen.

TIPP: Das Putengeschnetzelte aus dem Ofen können Sie am Tag vorher zubereiten.

1,2 kg Putenschnitzel
Salz
Pfeffer
400 g Zwiebeln
1 Dose Erbsen (425 ml)
1 Dose Champignons (425 ml)
1 Dose Ananasstücke (425 ml)
100 ml Kaffeesahne (4 % F.)
1 EL Speisestärke
1/2 l Milch
1/4 l Currysauce
1/4 l Chilisauce

1/2 Kopf Eisbergsalat

je 1 rote und gelbe Paprikaschote

1 Knoblauchzehe

1 Zwiebel

1 kleine rote Chilischote

80 g Gouda

300 g Putenbrustfilet

2 EL Sonnenblumenöl

Salz

Pfeffer

Paprikapulver, edelsüß

4 Weizentortillas (Fertigprodukt)

Wrapper mit Putenbrust (Foto)

Für 4 Personen ■ Zubereitungszeit: ca. 25 Min.
Pro Person: 619 kcal ■ 5,1 g Fett ■ 87 g KH ■ 20,3 % kcal aus Fett

1 Eisbergsalat und Paprika waschen, putzen und in Streifen schneiden. Knoblauch und Zwiebel abziehen und klein schneiden, die Chilischote entkernen und in feine Ringe schneiden, den Gouda grob reiben.

2 Dann das Putenbrustfilet in Würfel schneiden. Das Öl in einer Pfanne erhitzen und die Putenwürfel darin rundum ca. 5 Minuten goldbraun braten. Paprika, Knoblauch, Zwiebel und Chili dazugeben und unter Rühren ca. 8 Minuten mitdünsten und mit Salz, Pfeffer und Paprikapulver nach Geschmack würzen.

3 In einer großen beschichteten Pfanne die Weizentortillas von beiden Seiten kurz erhitzen, damit sie weich und geschmeidig werden. Anschließend den Eisbergsalat und die Puten-Gemüse-Mischung auf den vorbereiteten Tortillafladen verteilen und den Käse darüber streuen. Die Tortillas aufrollen und in der Mitte schräg durchschneiden.

TIPP: Natürlich können Sie den Wrapper auch mit vielen anderen Köstlichkeiten belegen – Hauptsache LOW FETT 30!

3 Zwiebeln

2 Knoblauchzehen

150 g Mais (Dose)

1 kg mageres Rinderhackfleisch

5 EL Paniermehl

100 g Magerquark

Salz

Pfeffer

1 TL Paprikapulver

200 g Schafskäse (Feta)

750 g Baguette

Hackbraten mit Feta

Für 8 Personen ■ Zubereitungszeit: ca. 15 Min. ■ Backzeit: ca. 45 Min.
Pro Person: 621,5 kcal ■ 19,7 g Fett ■ 65,9 g KH ■ 28,5 % kcal aus Fett

1 Den Backofen auf 200 °C vorheizen. Zwiebeln und Knoblauch abziehen und fein würfeln. Die Maiskörner abtropfen lassen.

2 Das Hackfleisch mit dem Paniermehl, dem Quark, den Zwiebeln, dem Knoblauch, dem Mais und 300 Milliliter Wasser zu einem geschmeidigen Teig vermengen. Mit den Gewürzen kräftig abschmecken. Den Schafskäse in Streifen schneiden.

3 Eine Auflaufform mit Backpapier auslegen. Die Hälfte des Teiges hineingeben, den in Streifen geschnittenen Käse darauf verteilen und mit der restlichen Hackmasse abdecken und glatt streichen. Im vorgeheizten Backofen etwa 40 bis 50 Minuten backen. Mit Baguette servieren.

TIPP: Der Hackbraten schmeckt heiß und kalt. Sie können ihn auch scheibenweise einfrieren und je nach Bedarf auftauen. Dazu passt der Tomatensalat mit Bulgur (Rezept siehe S. 41) oder der Kartoffelsalat mit Radieschen (Rezept siehe S. 38).

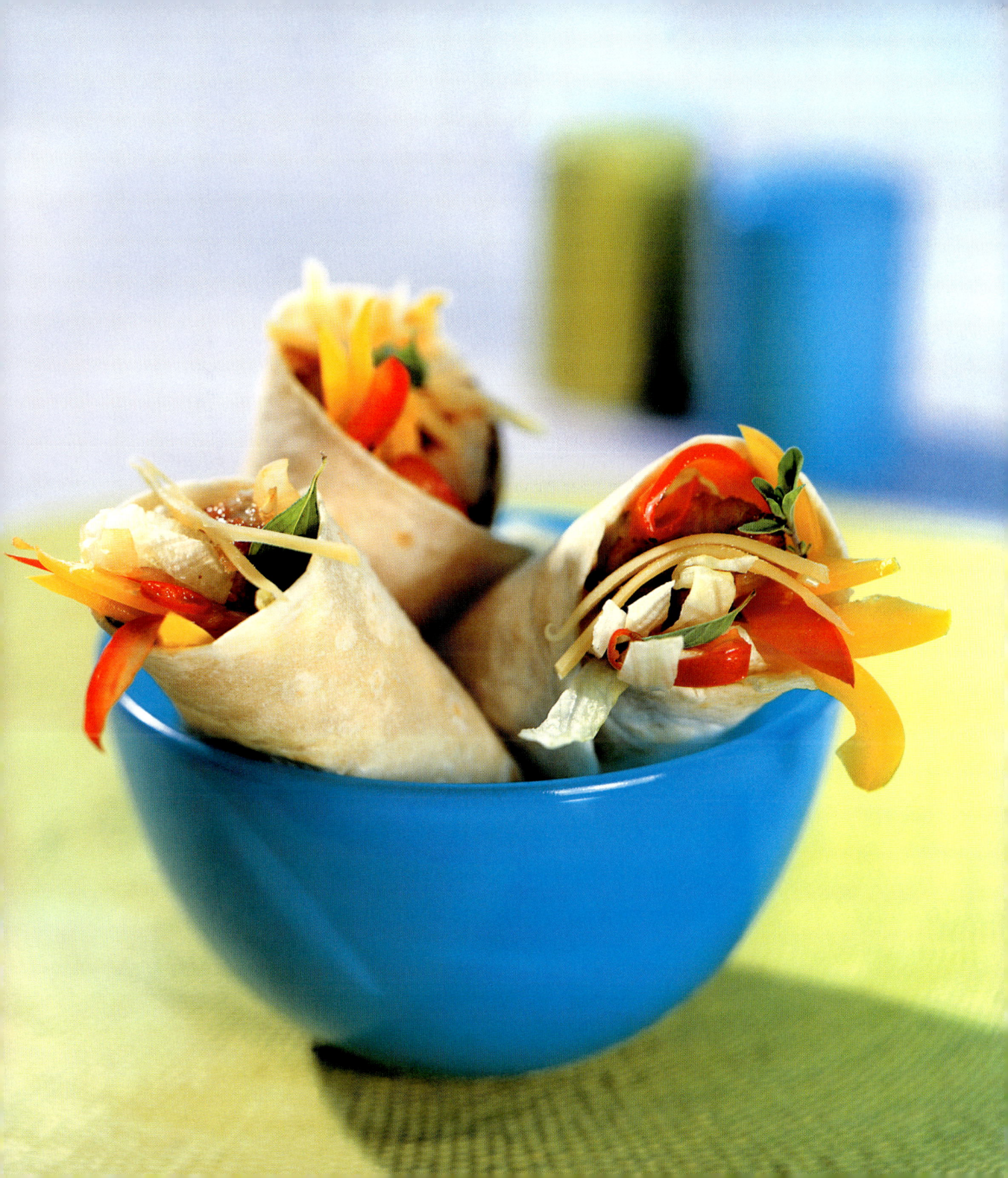

Amaretto-Frucht-Gratin

Für 8 Personen ▪ Zubereitungszeit: ca. 35 Min.
Pro Person: 124,6 kcal ▪ 2 g Fett ▪ 21,8 g KH ▪ 14,4 % kcal aus Fett

50 g Amarettini

50 g Löffelbiskuits

1 Dose Fruchtcocktail (425 ml)

4 EL Amaretto (ital. Mandellikör)

1 Ei

40 g Puderzucker

175 g Magerquark

3 Tropfen Mandelaroma

abgeriebene Schale von
1 unbehandelten Zitrone

1 EL Kakaopulver

1 Die Amarettini und die Löffelbiskuits etwas zerbröseln, vermischen und in acht Auflaufförmchen verteilen. Den Fruchtcocktail abtropfen lassen. Dabei den Saft auffangen. 2 Esslöffel Saft mit 2 Esslöffel Amaretto mischen und über die Amarettini-Biskuit-Brösel geben. Den Fruchtcocktail darüber verteilen. Den Backofen auf 250 °C vorheizen.

2 Das Ei trennen. Das Eigelb mit Puderzucker schaumig rühren. Quark, Mandelaroma, restlichen Amaretto und Zitronenschale unterrühren. Das Eiweiß steif schlagen, unter die Quarkmasse heben und diese auf die 8 Förmchen verteilen. Im vorgeheizten Backofen ca. 10 Minuten überbacken.

3 Aus Papier eine Herz- oder Sternschablone schneiden. Auf die Gratins legen und mit Kakaopulver bestreuen, Schablone entfernen und servieren.

TIPP: Statt der kleinen Portionen in den Auflaufförmchen können Sie auch ein großes Gratin in einer ofenfesten Form zubereiten.

Kokospudding mit Früchten

Für 8 Personen ▪ Zubereitungszeit: ca. 15 Min. ▪ plus Kühlzeit
Pro Person: 272 kcal ▪ 8,4 g Fett ▪ 43,5 g KH ▪ 27,8 % kcal aus Fett

150 g frische Kokosnuss
(ersatzweise Kokosraspel)

125 g Zucker

3/4 l Milch

5 EL Maismehlstärke

1 Päck. Vanillinzucker

1 Prise Salz

3 EL Rum

1 Dose Pfirsiche (465 g)

1 Die Kokosnuss mahlen und in 1/4 Liter Wasser etwa 5 Minuten leicht kochen lassen. Das Wasser von der gekochten Kokosnuss vorsichtig abgießen und mit dem Zucker zur Milch geben.

2 Von der Milch 8 Esslöffel abnehmen, mit Maismehlstärke und Vanillezucker glatt rühren. Die restliche Milch zum Kochen bringen und die angerührte Stärke unter ständigem Rühren hineingeben. Den Pudding noch einmal aufkochen lassen, mit Salz und Rum abschmecken, in eine Puddingschale füllen und abkühlen lassen.

3 Die ausgedrückten Kokosraspeln in einer beschichteten Pfanne ohne Fett unter ständigem Rühren trocken rösten. Die Pfirsiche in Spalten schneiden. Den Pudding stürzen und mit den Pfirsichspalten und Kokosraspeln garniert servieren.

TIPP: Dazu passt auch sehr gut eine Schokoladensauce oder frische Früchte der Saison.

Schwarzwälder-Kirsch-Creme

Für 8 Personen ▪ Zubereitungszeit: ca. 10 Min. ▪ plus Kühlzeit
Pro Person: 165,1 kcal ▪ 1,6 g Fett ▪ 28,8 g KH ▪ 8,7 % kcal aus Fett

1 Das Puddingpulver mit dem Zucker mischen und mit 4 bis 6 Esslöffel von der Milch glatt rühren. Die übrige Milch zum Kochen bringen.

2 Die heiße Milch von der Kochstelle nehmen, das Puddingpulvergemisch hinzufügen und unter Rühren einmal aufkochen lassen. Eine Klarsichtfolie direkt auf den Pudding legen, damit sich keine Haut bildet, und den Pudding erkalten lassen.

3 Den Quark und den Vanillinzucker mit dem Kirschwasser unter die Puddingcreme ziehen.

4 Die Kirschen gut abtropfen lassen, einige zur Dekoration beiseite stellen. Die restlichen Früchte in Dessertgläser oder in eine große Glasschale verteilen und die Creme darüber geben.

5 Das Dessert mit den übrigen Kirschen und mit Minzeblättchen garnieren.

1 Päck. Puddingpulver Vanille-Geschmack

3 gut gehäufte EL Zucker

3/4 l Milch

250 g Magerquark

1 Päck. Vanillinzucker

2 EL Kirschwasser

1 Glas entsteinte Sauerkirschen (375 g)

Minzeblättchen

Kirschkuchen mit Buttermilch ✗

Für 20 Stück ▪ Zubereitungszeit: ca. 10 Min. ▪ Backzeit: ca. 30 Min.
Pro Stück: 139,8 kcal ▪ 1,3 g Fett ▪ 28,3 g KH ▪ 8,4 % kcal aus Fett

1 Das Mehl mit dem Backpulver, dem Salz und dem Zucker vermischen. Die Buttermilch mit den Eiern und dem Backaroma verquirlen und langsam zur Mehl-Zucker-Mischung gießen. Alles mit den Quirlen des Handrührgerätes zu einem glatten Teig verrühren.

2 Ein Backblech mit Backpapier belegen und den Teig darauf streichen. Die Kirschen gut abtropfen lassen und gleichmäßig auf dem Teig verteilen. Den braunen Zucker darüber streuen.

3 Das Blech in den kalten Backofen auf die mittlere Schiene schieben und den Kuchen bei 190 °C etwa 30 Minuten backen. Den Kuchen auf dem Blech abkühlen lassen.

TIPP: Die Kuchenstücke können einzeln eingefroren werden. Zum Auftauen kurz aufbacken oder mindestens 3 Stunden vor dem Essen aus dem Kühlschrank nehmen.

400 g Mehl

1 Päck. Backpulver

1 Prise Salz

100 g Zucker

300 ml Buttermilch

3 Eier

einige Tropfen Butter-Vanille-Aroma

1 Glas Kirschen (350 g)

100 g brauner Zucker

Hauptgerichte – nicht nur für Feierabend und Wochenende

Penne mit Bohnen und Paprika (Foto)

250 g Penne (oder andere kurze Nudeln)

Salz

je 1 kleine rote und grüne Paprikaschote

1 Zwiebel

1 Knoblauchzehe

1 EL Olivenöl

2 EL gekörnte Gemüsebrühe

125 g weiße dicke Bohnen (Dose)

1 TL Aceto balsamico

Pfeffer

2 Sardellen (in Salz eingelegt)

2 EL gehackte Basilikumblätter

Für 2 Personen ▪ Zubereitungszeit: ca. 20 Min.
Pro Person: 739 kcal ▪ 8,5 g Fett ▪ 131g KH ▪ 10,3 % kcal aus Fett

1 Die Nudeln nach Packungsanweisung in reichlich Salzwasser bissfest kochen. 4 Esslöffel Nudelwasser aufbewahren.

2 Die Paprikaschoten waschen, vierteln, Kerne und weiße Innenhäute entfernen und die Viertel in Würfel schneiden. Zwiebel und Knoblauch abziehen und in feine Würfel schneiden.

3 Das Olivenöl erhitzen und die Zwiebelwürfel darin glasig dünsten. Die Gemüsebrühe, die Paprika- und Knoblauchwürfel dazugeben und unter Rühren 3 bis 4 Minuten braten. Die Bohnen gut abtropfen lassen, hinzufügen, erhitzen und das Gemüse mit Essig, Salz und Pfeffer würzen.

4 Die Sardellen abspülen und fein hacken. Die abgetropften Nudeln mit den 4 Esslöffel Nudelwasser, den Sardellen und dem Basilikum unter das Gemüse mischen und abschmecken.

Gemüse-Linguine

200 g Linguine (Bandnudeln)

2 l Gemüsebrühe

2 kleine Zucchini

4 Möhren

2 EL frisch geriebener Parmesan

etwas frische oder TK-Kräuter

Für 2 Personen ▪ Zubereitungszeit: ca. 25 Min.
Pro Person: 450,5 kcal ▪ 4,5 g Fett ▪ 83 g KH ▪ 8,9 % kcal aus Fett

1 Die Nudeln nach Packungsanweisung in der Gemüsebrühe bissfest kochen.

2 Die Zucchini und die Möhren waschen, putzen und in ganz dünne Stifte schneiden. In den letzten 3 Minuten Kochzeit zu den Nudeln geben und mitgaren.

3 Die Gemüse-Linguine abgießen, abtropfen lassen und mit dem Parmesan und den Kräutern bestreut servieren.

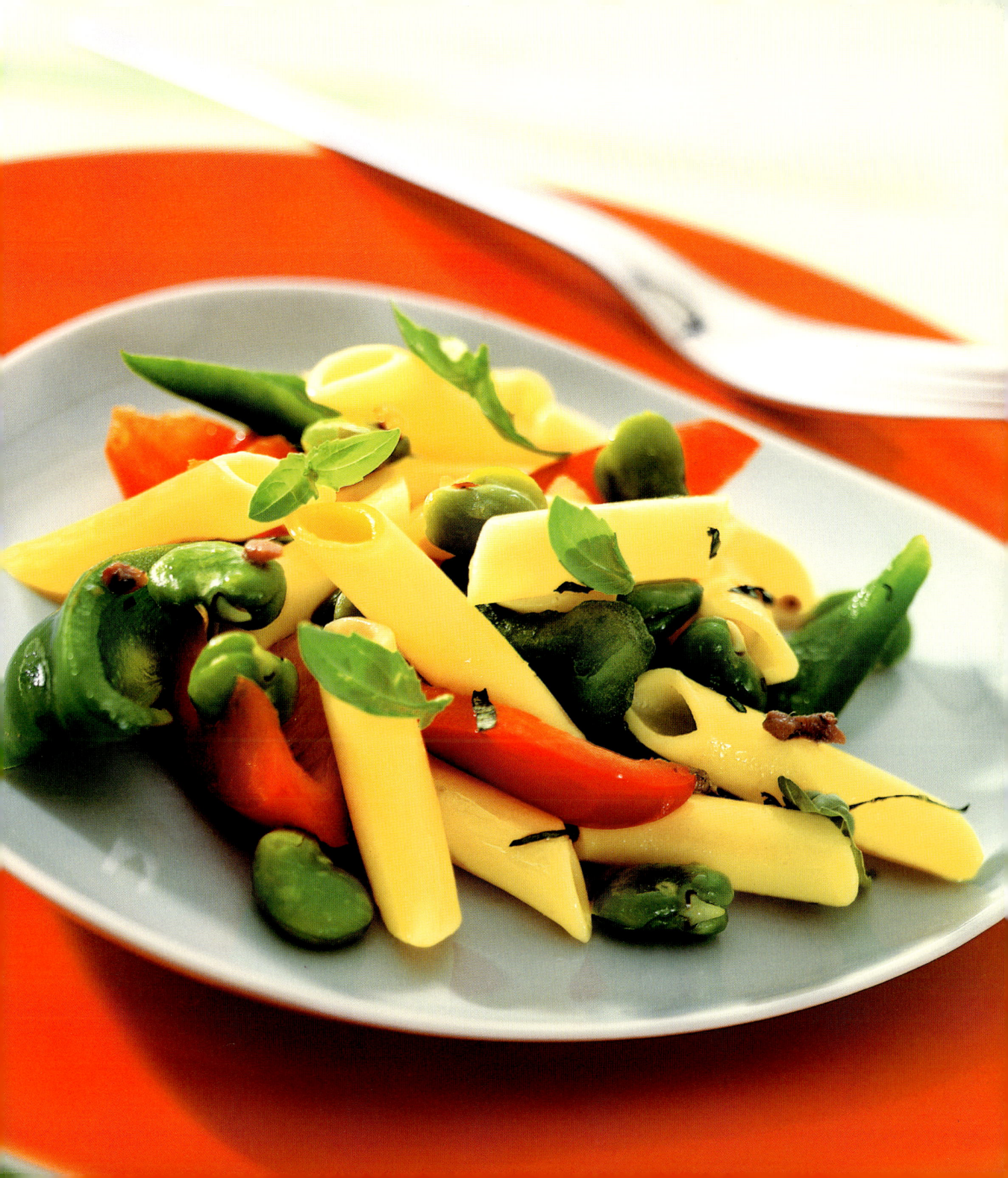

Gnocchi mit Tomaten-Pilz-Sauce

1 Zwiebel

1 Knoblauchzehe

250 g Champignons

1 EL Halbfettmargarine

1 Dose stückige Tomaten (370 g)

Salz

Pfeffer

Zucker

1 Paket frische Gnocchi aus dem Kühlregal (300 g)

1 EL frisch gehackte Petersilie

1 EL Schnittlauchröllchen

Für 2 Personen ■ Zubereitungszeit: ca. 20 Min.
Pro Person: 559,5 kcal ■ 4,5 g Fett ■ 112 g KH ■ 7,2 % kcal aus Fett

1 Zwiebel und Knoblauchzehe abziehen und in feine Würfel schneiden. Die Champignons putzen und in Scheiben schneiden.

2 Die Margarine erhitzen, die Zwiebel- und Knoblauchwürfel hinzufügen und unter Rühren glasig dünsten. Die Pilze dazugeben und anbraten. Mit den stückigen Tomaten ablöschen, aufkochen und mit Salz, Pfeffer und Zucker abschmecken.

3 Die Gnocchi in kochendes Salzwasser geben und etwa 2 Minuten ziehen lassen, bis sie an der Oberfläche schwimmen.

4 Die Gnocchi mit einem Schaumlöffel herausheben, abtropfen lassen und mit der Petersilie mischen. Die Tomaten-Pilz-Sauce mit Schnittlauch bestreut dazu servieren.

Nudeln mit Spinatsauce

1 Päck. helle Sauce

300 g TK-Spinat

2 EL Kaffeesahne (4 % F.)

200 g Nudeln (z. B. Cellentani)

Salz

1 Möhre

2 EL Crème fraîche

2 TL geriebener Parmesan

Für 2 Personen ■ Zubereitungszeit: ca. 25 Min.
Pro Person: 541 kcal ■ 13,5 g Fett ■ 79 g KH ■ 22,4 % kcal aus Fett

1 In einem Topf ¼ Liter Wasser erwärmen, das Saucenpulver einrühren und aufkochen. Den angetauten und grob gehackten Spinat hinzufügen und heiß werden lassen. Die Kaffeesahne dazugeben und unterrühren.

2 Die Nudeln nach Packungsanweisung in reichlich Salzwasser bissfest kochen.

3 Die Möhre putzen, schälen und in sehr feine Streifen schneiden. Die abgetropften Nudeln mit der Spinatsauce auf Tellern anrichten und mit der Crème fraîche, den Möhrenstreifen und dem Parmesan servieren.

Lauch im Kasselermantel

Für 2 Personen ■ Zubereitungszeit: ca. 30 Min.
Pro Person: 413,5 kcal ■ 10 g Fett ■ 40,5 g KH ■ 27,7 % kcal aus Fett

1 Die Kartoffeln waschen und in der Schale in Salzwasser weich dämpfen. Noch heiß pellen und durch die Kartoffelpresse drücken oder fein zerstampfen. Die Milch heiß über die Kartoffeln gießen, mit dem Schneebesen glatt rühren und das Püree mit Muskat, Salz und Pfeffer abschmecken.

2 Den Lauch putzen, waschen, in etwa 10 Zentimeter lange Stücke schneiden und in wenig Salzwasser ca. 6 Minuten garen. Eine beschichtete Pfanne mit dem Öl ausreiben, die Lauchstücke darin von allen Seiten anbraten und herausnehmen.

3 Die Lauchstücke mit den Kasselerscheiben umwickeln und wieder in die heiße Pfanne legen. Den Käse darüber streuen und zugedeckt bei geringer Hitze schmelzen lassen, mit dem Kartoffelpüree servieren.

TIPP: Wer gerne eine Sauce dazu mag, kann einfach etwas Gemüsebrühe zum Lauch geben und diese zum Schluss mit Saucenbinder andicken.

400 g mehlig kochende Kartoffeln

Salz

1/4 l heiße Milch

1 gute Prise Muskatnuss

Pfeffer

500 g Lauch

1 TL Öl

150 g Kasseler Aufschnitt

40 g geriebener Käse (30 % F. i. Tr.)

Spaghetti mit pikanter Tomatensauce

Für 2 Personen ■ Zubereitungszeit: ca. 25 Min.
Pro Person: 627 kcal ■ 13,5 g Fett ■ 75 g KH ■ 19,3 % kcal aus Fett

1 Die Spaghetti nach Packungsanweisung in reichlich Salzwasser bissfest kochen.

2 Den Knoblauch und die Zwiebel abziehen und fein würfeln. Das Fleisch in feine Streifen schneiden.

3 Das Öl in einer beschichteten Pfanne erhitzen und das Putenfleisch darin anbraten. Die Tomaten hinzufügen und die Brühe dazugießen. Aufkochen, die Speisestärke mit etwas Wasser verrühren und die Sauce damit binden. Die Kapern hinzufügen, mit Salz und Pfeffer würzen und abschmecken.

4 Die abgetropften Spaghetti mit der Sauce anrichten und den Parmesan darüber streuen.

200 g Vollkorn-Spaghetti

Salz

Pfeffer

1 Knoblauchzehe

1 Zwiebel

200 g Putenschnitzel

1 TL Öl

1 Paket stückige Tomaten (385 g)

200 ml Gemüsebrühe

1 TL Speisestärke

1 EL Kapern

50 g geriebener Parmesan

Bohnenpfanne mit buntem Gemüse (Foto)

1 Zwiebel

2 Knoblauchzehen

1 TL Olivenöl

1 Stange Lauch

1 grüne Paprikaschote

1 Dose Kidney-Bohnen (255 g)

2 EL Tomatenmark

150 ml Gemüsebrühe

2 Tomaten

500 g gekochte Kartoffeln (in Würfeln)

1 EL Kräuter der Provence

Salz, Pfeffer

1 Prise Cayennepfeffer

100 g Schafskäse

Für 2 Personen ■ Zubereitungszeit: ca. 20 Min.
Pro Person: 753,5 kcal ■ 16 g Fett ■ 108,5 g KH ■ 19,1 % kcal aus Fett

1 Zwiebel und Knoblauch abziehen und in feine Würfel schneiden.
2 Das Öl in einer beschichteten Pfanne erhitzen und die Zwiebelwürfel darin glasig dünsten. Knoblauch hinzufügen und kurz mitdünsten.
3 Lauch und Paprikaschote putzen, waschen, die Schote entkernen und beides in Streifen schneiden. Kidney-Bohnen abgießen, mit Lauch und Paprika in die Pfanne geben und unter Rühren mitbraten.
4 Das Tomatenmark unterrühren und die Gemüsebrühe angießen. Die Tomaten kreuzweise einschneiden, überbrühen, häuten, vierteln und mit den Kartoffelwürfeln dazugeben und erhitzen.
5 Die Bohnenpfanne mit den Kräutern, Salz, Pfeffer und Cayennepfeffer kräftig abschmecken, den Schafskäse würfeln und darüber streuen.

Gemüse-Käse-Ragout

500 g Kartoffeln

1/2 l Gemüsebrühe

500 g Broccoli

100 g Lachsschinken (ohne Fettrand)

50 g fein geriebener Edamer (30 % F. i. Tr.)

1–2 EL Saucenbinder

50 ml Kaffeesahne (4 % F.)

Salz, Pfeffer

Muskatnuss

Für 2 Personen ■ Zubereitungszeit: ca. 40 Min.
Pro Person: 401,5 kcal ■ 6,5 g Fett ■ 46,5 g KH ■ 14,5 % kcal aus Fett

1 Die Kartoffeln schälen, waschen, in Stücke schneiden und in der Gemüsebrühe 20 Minuten kochen. Den Broccoli putzen, waschen, in Röschen teilen und die letzten 5 Minuten mit den Kartoffeln garen.
2 Den Schinken würfeln. Die Kartoffeln und den Broccoli aus der Brühe heben.
3 Etwa 300 Milliliter Brühe abmessen, erhitzen und den Käse unter Rühren darin schmelzen lassen. Aufkochen, mit dem Saucenbinder binden, mit der Sahne verfeinern und mit Salz, Pfeffer und Muskatnuss abschmecken.
4 Die Kartoffeln, den Broccoli und den Schinken in die Sauce geben und alles erhitzen.

TIPP: Wenn Sie am nächsten Tag wenig Zeit haben, kochen Sie direkt die doppelte Menge Kartoffeln und planen für morgen die Bohnenpfanne mit buntem Gemüse (Rezept siehe oben).

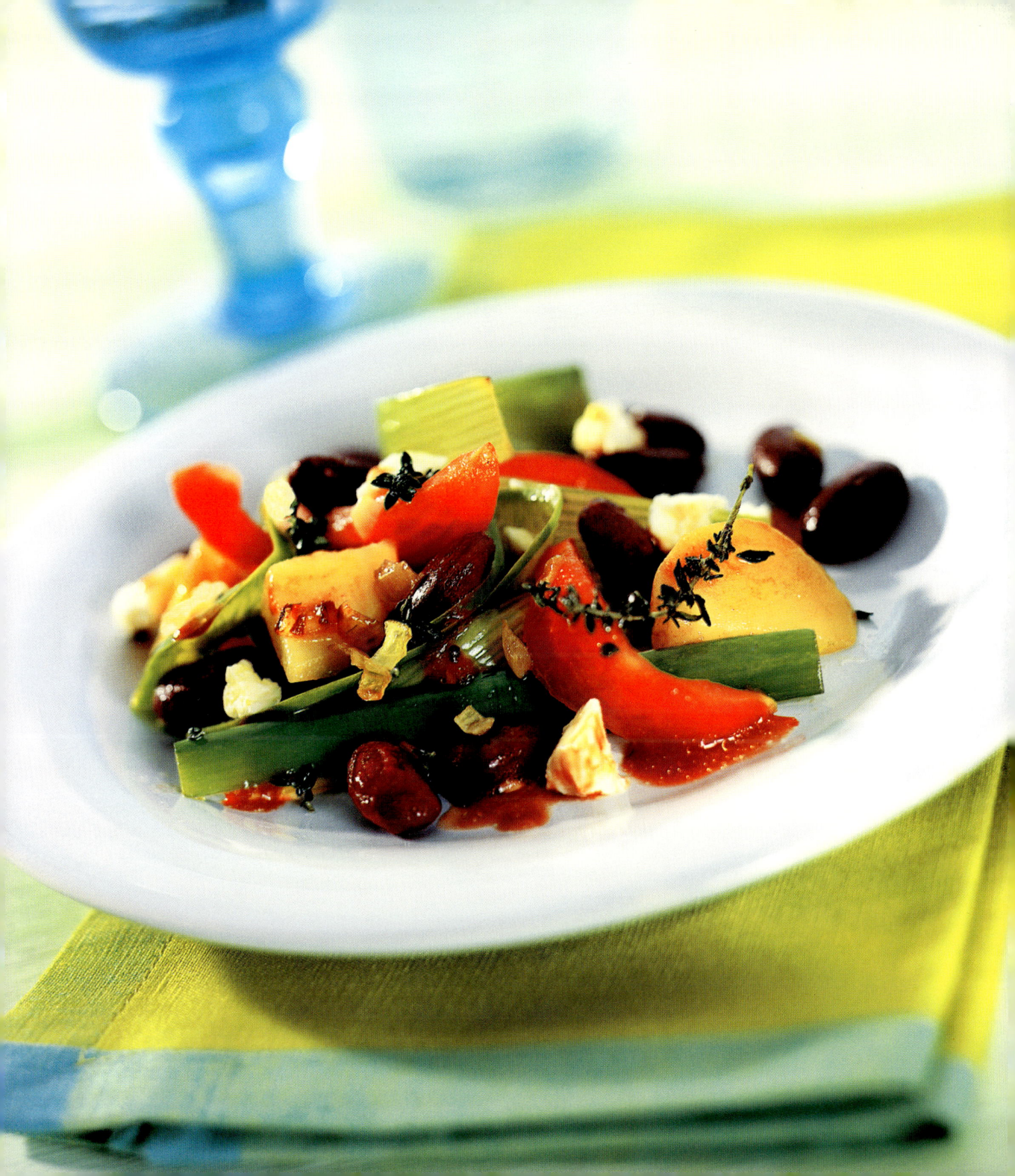

Heringsfilet mit Pellkartoffeln und Paprikaquark

500 g Kartoffeln

Salz

2 rote Paprikaschoten

4 Frühlingszwiebeln

250 g Magerquark

1 EL Mineralwasser

3 EL Milch

1 EL Schnittlauchröllchen

Pfeffer

Paprikapulver, edelsüß

2 Heringsfilets (à 75 g)

Für 2 Personen ▪ Zubereitungszeit: ca. 30 Min.
Pro Person: 475,5 kcal ▪ 13 g Fett ▪ 44,5 g KH ▪ 24,6 % kcal aus Fett

1 Die Kartoffeln waschen und ca. 20 Minuten in Salzwasser weich kochen.

2 Die Paprika putzen, waschen, entkernen und in feine Würfel schneiden. Die Zwiebeln abziehen und in feine Würfel schneiden.

3 Den Quark mit dem Mineralwasser und der Milch verrühren, Paprika, Zwiebeln und Schnittlauch unterheben und mit Salz, Pfeffer und Paprikapulver abschmecken.

4 Die Kartoffeln abschrecken, schälen und mit dem Paprikaquark und dem Hering servieren.

Fischfilet mit Senfsauce und Gemüse

1 Möhre

1/2 Sellerieknolle

1 Stange Lauch

2 Fischfilets (à 150 g; z.B. Zander, Scholle, Kabeljau, Seelachs)

1 TL Zitronensaft

Salz

Pfeffer

2 EL Mehl

1 TL Sonnenblumenöl

1 Päck. helle Sauce

50 ml Kaffeesahne (4 % F.)

2 EL Senf

Für 2 Personen ▪ Zubereitungszeit: ca. 25 Min.
Pro Person: 337,5 kcal ▪ 7,5 g Fett ▪ 26,5 g KH ▪ 20 % kcal aus Fett

1 Die Möhre und die Sellerieknolle putzen, waschen, schälen und in dünne Stifte schneiden. Den Lauch putzen, waschen und in feine Ringe schneiden.

2 Die Fischfilets waschen, trockentupfen und mit dem Zitronensaft beträufeln. Den Fisch von beiden Seiten mit Salz und Pfeffer würzen und in Mehl wenden.

3 Das Sonnenblumenöl in einer beschichteten Pfanne heiß werden lassen, die Filets darin von beiden Seiten ca. 5 Minuten braten. Herausnehmen und warm stellen.

4 Das Gemüse in dem Bratfett andünsten, mit Salz und Pfeffer würzen und abschmecken.

5 In einem Topf 200 Milliliter Wasser erwärmen, das Saucenpulver mit dem Schneebesen einrühren, zum Kochen bringen und 1 Minute leicht kochen lassen. Sahne und Senf unterrühren und abschmecken.

TIPP: Dazu Salzkartoffeln servieren.

Fischpfanne mit Nudeln und Bambussprossen

Für 2 Personen ▪ Zubereitungszeit: ca. 30 Min.
Pro Person: 619 kcal ▪ 5 g Fett ▪ 104 g KH ▪ 7,3 % kcal aus Fett

1 Die Bandnudeln nach Packungsanweisung in reichlich Salzwasser zubereiten und abtropfen lassen.

2 Das Fischfilet waschen, trockentupfen und in Würfel schneiden. Reiswein oder Sherry, Eiweiß und Stärke verrühren, die Fischwürfel darin wenden und 10 Minuten stehen lassen. Die Bambussprossen in Stifte schneiden.

3 In einem beschichteten Wok oder einer Pfanne das Öl heiß werden lassen und den Fisch und die Bambussprossen darin unter Rühren braten, herausnehmen.

4 Die süßsaure Sauce einrühren und zum Kochen bringen. Die Bandnudeln, den Fisch und die Bambussprossen dazugeben, untermengen und die Pfanne nochmal heiß werden lassen.

200 g Bandnudeln
Salz
250 g Fischfilet (z. B. Seelachs)
1 EL Reiswein oder Sherry
1 Eiweiß
1 EL Speisestärke
75 g Bambussprossen
1 TL Sonnenblumenöl
1 Glas süßsaure Sauce (350 g)

Gebratener Kabeljau auf Gemüseragout

Für 2 Personen ▪ Zubereitungszeit: ca. 25 Min.
Pro Person: 277,5 kcal ▪ 9 g Fett ▪ 6,5 g KH ▪ 29,2 % kcal aus Fett

1 Das Kabeljaufilet waschen, trockentupfen und in Würfel schneiden. Das Öl in einer beschichteten Pfanne erhitzen und die Fischstücke darin kurz von beiden Seiten anbraten, herausnehmen und mit Salz und Pfeffer würzen.

2 Die Zwiebel abziehen, in dünne Spalten schneiden. Den Blumenkohl evtl. putzen, waschen und in Röschen teilen. Den Spargel waschen, die Enden abschneiden und in Stücke schneiden.

3 Das Gemüse im verbliebenen heißen Bratfett andünsten, mit der Gemüsebrühe ablöschen, mit dem Senf, Salz und Pfeffer würzen. Zugedeckt bei geringer Hitze ca. 15 Minuten garen.

4 Die Crème fraîche unterrühren, die Fischwürfel auf das Gemüse legen und nochmals kurz erhitzen. Mit Schnittlauch bestreut servieren.

TIPP: Dazu schmecken neue Kartoffeln mit Schale.

400 g Kabeljaufilet
1 EL Sonnenblumenöl
Salz
Pfeffer
1 Zwiebel
200 g Blumenkohl (frisch oder TK)
300 g grüner Spargel
200 ml Gemüsebrühe
2 EL Dijon-Senf
1 EL Crème fraîche
2 EL Schnittlauchröllchen

Gratinierter Kräuterfisch (Foto)

Für 2 Personen ▪ Zubereitungszeit: ca. 10 Min. ▪ Backzeit: ca. 20 Min.
Pro Person: 247 kcal ▪ 8 g Fett ▪ 3 g KH ▪ 29,1 % kcal aus Fett

400 g Kabeljaufilet

Salz

2 EL Zitronensaft

1 TL Halbfettmargarine

1 Knoblauchzehe

2 EL frisch gehackte Petersilie

2 EL Kräuter-Crème fraîche

Pfeffer

1 große Fleischtomate

2 EL geriebener Parmesan

1 Das Kabeljaufilet waschen, trockentupfen, leicht salzen und mit dem Zitronensaft beträufeln. Eine Auflaufform mit der Margarine einfetten und den Fisch hineinlegen. Den Backofen auf 225 °C vorheizen.

2 Den Knoblauch abziehen, fein hacken und mit der Petersilie unter die Crème fraîche rühren. Mit Salz und Pfeffer würzen und auf das Fischfilet streichen.

3 Die Tomate waschen, grob würfeln und mit dem Parmesan um den Fisch verteilen. Den Fisch im vorgeheizten Backofen ca. 20 Minuten backen.

TIPP: Dazu Pellkartoffeln oder Nudeln servieren.

Schollenröllchen auf Champignon-Spinat-Gemüse

Für 2 Personen ▪ Zubereitungszeit: ca. 30 Min.
Pro Person: 346,5 kcal ▪ 4 g Fett ▪ 21,5 g KH ▪ 10,3 % kcal aus Fett

100 g Reis

Salz

250 g TK-Blattspinat

200 g Champignons

1 Zwiebel

1 gestr. EL klare Gemüsebrühe

2 Schollenfilets (à 150 g)

Pfeffer

1 Den Reis nach Packungsanweisung in Salzwasser kochen.

2 Den Blattspinat antauen lassen. Die Champignons putzen und in Scheiben schneiden. Die Zwiebel abziehen und in feine Würfel schneiden.

3 In einem Topf 2 Esslöffel Wasser heiß werden lassen und die Zwiebelwürfel darin andünsten. Champignons und Spinat hinzufügen und kurz mitdünsten. Weitere 4 Esslöffel Wasser dazugießen und aufkochen, die Gemüsebrühe darin auflösen und alles ca. 5 Minuten bei geringer Hitze leicht kochen lassen.

4 Die Schollenfilets waschen, trockentupfen und der Länge nach halbieren. Mit Salz und Pfeffer würzen, aufrollen, auf den Champignon-Spinat setzen und zugedeckt ca. 5 Minuten gar ziehen lassen.

5 Den Reis zu den Schollenröllchen servieren.

TIPP: Kochen Sie die doppelte Menge Reis für den nächsten Tag gleich mit – so können Sie ganz schnell einen asiatischen Gemüsereis zubereiten: ein Glas chinesische süßsaure Sauce erhitzen, etwa 250 Gramm gemischtes, fein geschnittenes TK-Gemüse, wie Möhren, Lauch und Paprika, 10 Minuten darin erhitzen und den aufgewärmten Reis dazu servieren.

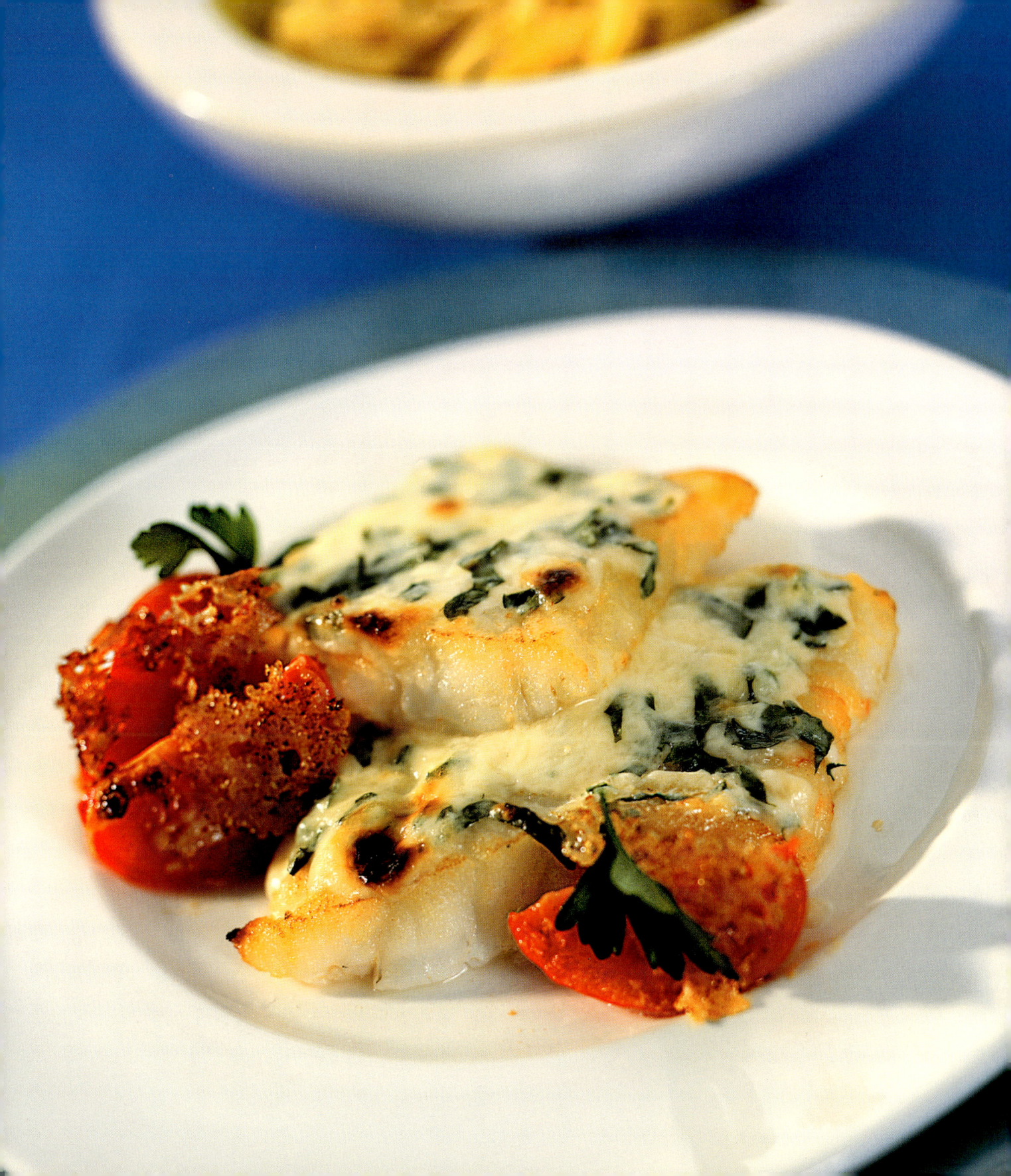

Exotisches Hähnchenbrustfilet ⟨

100 g Reis

Salz

2 Hähnchenbrustfilets (à 125 g)

Pfeffer

1 TL Olivenöl

1 gehackte Zwiebel

**1 TL abgeriebene Schale
einer unbehandelten Orange**

150 g Aprikosen (Dose)

1/2 TL Currypulver

2 EL Aceto balsamico bianco

2 EL Orangensaft

2 EL saure Sahne

Für 2 Personen ■ Zubereitungszeit: ca. 25 Min.
Pro Person: 355 kcal ■ 5,5 g Fett ■ 42 g KH ■ 13,9 % kcal aus Fett

1 Den Reis nach Packungsanweisung in Salzwasser garen. Die Hähnchenbrustfilets salzen und pfeffern.

2 Das Öl in einer beschichteten Pfanne erhitzen, die Filets darin von beiden Seiten etwa 5 Minuten braten, herausnehmen und warm stellen.

3 Die gehackten Zwiebeln im verbliebenen Bratfett glasig dünsten, die Orangenschale dazugeben und kurz mitbraten.

4 Die Aprikosen abgießen und den Saft auffangen. Die Früchte klein schneiden, zu den Zwiebeln geben und erhitzen. Den Aprikosensaft dazugeben und alles zum Kochen bringen.

5 Die Sauce pürieren, mit Curry, Essig und Orangensaft abschmecken und zum Schluss die saure Sahne unterrühren. Mit dem Reis servieren.

Hähnchenbrust mit Paprika und Ananas ⟨

3 rote Paprikaschoten

1 Zwiebel

200 ml Geflügelbrühe

2 Hähnchenbrustfilets (à 150 g)

Salz

Pfeffer

200 g Ananasstücke (Dose)

1 EL Sherry

1 Msp. Sambal oelek

1 TL Speisestärke

Für 2 Personen ■ Zubereitungszeit: ca. 20 Min.
Pro Person: 293,5 kcal ■ 2,5 g Fett ■ 26,5 g KH ■ 7,6 % kcal aus Fett

1 Die Paprikaschoten waschen, vierteln, die Kerne entfernen und die Früchte in Streifen schneiden. Die Zwiebel abziehen und in Würfel schneiden.

2 Die Paprikastreifen und die Zwiebelwürfel in der heißen Brühe ca. 10 Minuten garen. Das Fleisch mit Salz und Pfeffer würzen, in einer beschichteten Pfanne ohne Fett 8 bis 10 Minuten von beiden Seiten braten.

3 Die Ananasstücke mit dem Saft, dem Sherry und dem Sambal oelek zum Gemüse geben und erhitzen. Die Speisestärke in wenig kaltem Wasser anrühren, unter Rühren zum Gemüse geben und aufkochen lassen.

4 Das Gemüse abschmecken und mit der Hähnchenbrust servieren.

Hähnchenpfanne asiatisch

Für 2 Personen ■ Zubereitungszeit: ca. 30 Min.
Pro Person: 188 kcal ■ 2,3 g Fett ■ 26,4 g KH ■ 11 % kcal aus Fett

1 Den Reis in Salzwasser nach Packungsanweisung ca. 20 Minuten kochen.

2 Inzwischen die Hühnerbrust in Streifen
schneiden, das Gemüse putzen und in
dünne Scheiben schneiden.

3 Das Öl in einer beschichteten Pfanne erhitzen, das Fleisch unter Rühren darin

braten. Mit Salz und Pfeffer würzen. Das
Gemüse hinzufügen und kurz mitbraten.

4 Die Brühe, die Sojasauce, das Currypulver
und die Stärke verrühren, unter Fleisch
und Gemüse rühren und aufkochen.

5 Die asiatische Hühnerpfanne mit dem gut
abgetropften Reis servieren.

100 g Langkornreis

Salz

200 g Hühnerbrust

200 g Möhren

300 g Lauch

200 g Champignons

1 TL Öl

Pfeffer

¼ l Gemüsebrühe

etwas Sojasauce

Currypulver

1 TL Speisestärke

Zitronenhähnchen mit gemischtem Gemüse

Für 2 Personen ■ Zubereitungszeit: ca. 20 Min.
Pro Person: 244 kcal ■ 2 g Fett ■ 11,5 g KH ■ 7,4 % kcal aus Fett

1 Die Zitrone heiß abwaschen, 4 Scheiben
abschneiden und in eine Auflaufform
legen. Die restliche Zitrone auspressen.

2 Die Hähnchenbrustfilets quer halbieren
und pfeffern. Auf jede Zitronenscheibe ein
Hähnchenstück legen und mit dem Saft beträufeln. 75 Milliliter Brühe angießen.

3 Den Backofen auf 250 °C vorheizen. Die
Zwiebel abziehen, würfeln und mit dem
Gemüse in der restlichen Brühe etwa 10 Minuten garen. Das Fleisch in den vorgeheizten Backofen oder Grill geben und 5 bis
10 Minuten braten.

4 Die Zitronenhähnchen salzen, mit frisch
geschnittenen Schnittlauchröllchen bestreuen und mit dem Gemüse anrichten.

TIPPS: Dazu passen Tagliatelle oder andere Bandnudeln. Wenn Sie die doppelte Menge Nudeln kochen,
haben Sie gleich eine Basis für den nächsten Tag:
Sie brauchen dazu nur noch eine fertige Pastasauce
aus dem Glas aufzuwärmen und einen frischen Salat
zuzubereiten.

1 unbehandelte Zitrone

2 Hähnchenbrustfilets (à 150 g)

Pfeffer

200 ml Geflügelbrühe

1 Zwiebel

400 g gemischtes TK-Gemüse (z. B. Broccoli, Möhren, Zuckerschoten)

Salz

½ Bund Schnittlauch

Schweinefiletspieße mit Paprika und Apfelsauce (Foto)

250 g Schweinefilet

6 Salbeiblätter

1 Knoblauchzehe

1 Prise Meersalz

2 EL Calvados (oder Apfelsaft)

2 kleine säuerliche Äpfel

6 kleine Schalotten

Salz

125 ml Gemüsebrühe

Pfeffer, Zucker

Für 2 Personen ■ Zubereitungszeit: ca. 30 Min. ■ Marinierzeit: ca. 30 Min.
Pro Person: 240 kcal ■ 7 g Fett ■ 18 g KH ■ 22 % kcal aus Fett

1 Das Fleisch in dünne Scheiben schneiden. Salbeiblätter abreiben und hacken. Knoblauch abziehen, zerdrücken und mit Salbei, Meersalz und 1 Esslöffel Calvados verrühren. Fleisch untermischen und 30 Minuten im Kühlschrank marinieren.

2 Die Äpfel schälen, vierteln, entkernen und jedes Viertel in drei Spalten schneiden. Apfelspalten kurz in kaltes Salzwasser tauchen und abtropfen lassen. Schalotten abziehen und abwechselnd mit den Fleischstücken und Apfelspalten – ein paar Spalten zurückbehalten – auf 4 Schaschlikspieße stecken. Die fertigen Spieße mit dem restlichen Calvados bestreichen.

3 Die Spieße in einer beschichteten Pfanne von jeder Seite 3 bis 4 Minuten braten und warm halten. Restliche Apfelspalten würfeln und in der Pfanne im Bratsud 1 bis 2 Minuten schwenken. Die Brühe dazugießen und mit Salz, Pfeffer und Zucker abschmecken. Die Sauce zu den Spießen servieren.

Reisfleisch mit Paprika und Kichererbsen

100 g Reis, Salz

1 rote Paprikaschote

1 große Zwiebel

2 Knoblauchzehen

1 Dose Kichererbsen (400 g)

250 g Hähnchenbrustfilet

1 TL Olivenöl

1 EL Rosinen

1 TL Paprikapulver, edelsüß

1 TL Currypulver, Pfeffer

3 Stängel glatte Petersilie

150 g Joghurt

Für 2 Personen ■ Zubereitungszeit: ca. 30 Min.
Pro Person: 918,5 kcal ■ 13 g Fett ■ 114 g KH ■ 12,7 % kcal aus Fett

1 Den Reis in Salzwasser nach Packungsanweisung garen.

2 Paprika waschen, die Kerne und weißen Innenhäute entfernen und in die Frucht 1 bis 2 Zentimeter große Würfel schneiden. Zwiebel und Knoblauch abziehen und fein würfeln. Kichererbsen kalt abspülen. Fleisch in Scheiben schneiden.

3 Das Öl in einer großen beschichteten Pfanne erhitzen, das Hähnchenfleisch kurz von allen Seiten darin anbraten. Herausnehmen und warm stellen.

4 Rosinen und Zwiebelwürfel in der Pfanne anbraten. Paprika, Kichererbsen, die Hälfte des Knoblauchs, das Paprika- und Currypulver dazugeben und 8 Minuten unter gelegentlichem Rühren dünsten.

5 Den abgetropften Reis mit dem Fleisch unter das Gemüse mischen und weitere 2 Minuten braten. Mit Salz und Pfeffer würzen. Die Petersilie abspülen, hacken und unter das Reisfleisch mischen.

6 Joghurt mit Salz, Pfeffer und restlichem Knoblauch würzen, zum Reisfleisch servieren.

TIPP: Bei diesem Rezept können Sie Reis für andere Rezepte mitkochen, z. B. für den Hühner-Reis-Eintopf mit Paprika (siehe Rezept S. 83) oder den Reissalat (siehe Rezept S. 40).

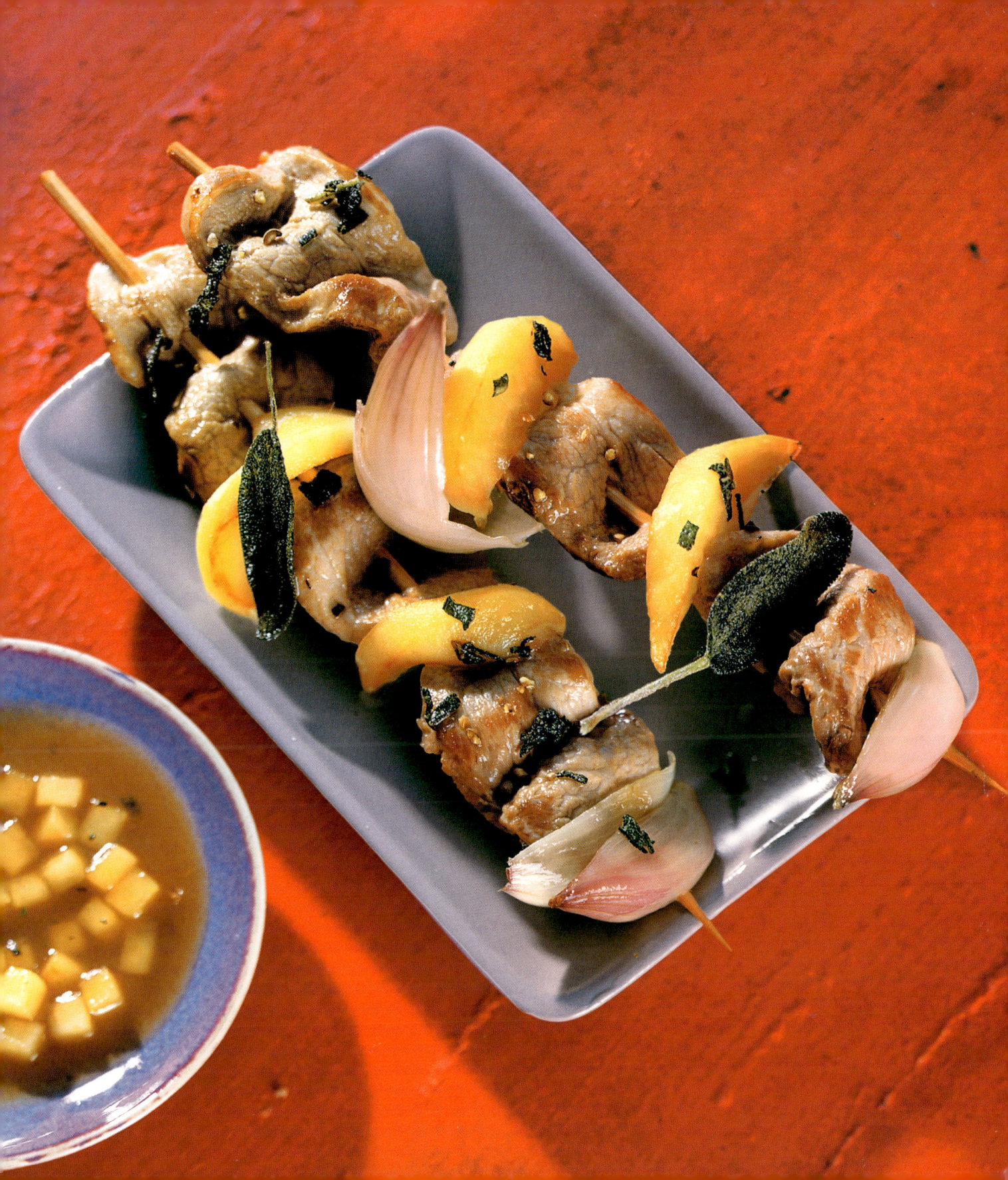

Putengeschnetzeltes mit Pilzen

300 g Putenbrustfilet

1 TL Öl

Salz

Pfeffer

100 g Champignons

100 g Austernpilze

1 Bund Frühlingszwiebeln

1 Knoblauchzehe

200 ml Geflügelbrühe

100 ml Weißwein

75 g TK-Erbsen

2 Zweige Majoran

2 EL heller Saucenbinder

Für 2 Personen ▪ Zubereitungszeit: ca. 35 Min.
Pro Person: 269 kcal ▪ 4,5 g Fett ▪ 6,5 g KH ▪ 15 % kcal aus Fett

1 Das Putenbrustfilet in Streifen schneiden. Eine beschichtete Pfanne mit Öl ausreiben und die Fleischstreifen darin unter Wenden 2 bis 3 Minuten anbraten. Herausnehmen und mit Salz und Pfeffer würzen.

2 Die Pilze putzen und klein schneiden, die Frühlingszwiebeln putzen, waschen und in Stücke schneiden, die Knoblauchzehe abziehen und fein hacken.

3 Das Gemüse in die heiße Pfanne geben und unter Rühren kurz anbraten. Mit Salz und Pfeffer würzen, mit der Brühe und dem Wein ablöschen und etwa 10 Minuten bei geringer Hitze leicht kochen lassen.

4 Das Putenfleisch, die Erbsen und die abgezupften und gehackten Majoranblättchen dazugeben und 5 Minuten erhitzen.

5 Das Geschnetzelte mit dem Saucenbinder andicken und abschmecken.

Putenragout mit Orangensauce

100 g Langkornreis

Salz

2 kleine Orangen

1 Bund Frühlingszwiebeln

350 g Putenfilet

1 TL Öl

150 ml Gemüsebrühe

1 EL heller Saucenbinder

50 ml Kaffeesahne (4 % F.)

20 g Kapern

Pfeffer

1/2 Beet Kresse

Für 2 Personen ▪ Zubereitungszeit: ca. 25 Min.
Pro Person: 478,5 kcal ▪ 6,5 g Fett ▪ 54,5 g KH ▪ 12,2 % kcal aus Fett

1 Den Reis nach Packungsanweisung in Salzwasser kochen.

2 Die Orangen mit einem Messer so schälen, dass die weiße Haut vollständig mit entfernt wird, quer in dünne Scheiben schneiden. Die Frühlingszwiebeln putzen, waschen und schräg in dünne Scheiben schneiden. Das Putenfilet in 2 x 3 Zentimeter große Würfel schneiden.

3 Das Öl in einer beschichteten Pfanne erhitzen und das Fleisch darin rundherum anbraten. Herausnehmen, in Alufolie wickeln und warm halten.

4 Den Bratfond mit der Brühe ablöschen, bei starker Hitze einkochen lassen, mit Saucenbinder binden und mit Sahne verfeinern. Die Orangenscheiben, die gut abgetropften Kapern und das Fleisch hinzufügen, erhitzen, mit Salz und Pfeffer würzen und abschmecken.

5 Die Kresse vom Beet schneiden, über das Putenragout streuen und mit dem Reis servieren.

Hühner-Reis-Eintopf mit Paprika

Für 2 Personen ∎ Zubereitungszeit: ca. 30 Min.
Pro Person: 278,5 kcal ∎ 2 g Fett ∎ 32,5 g KH ∎ 6,5 % kcal aus Fett

1 Den Reis in Salzwasser nach Packungsanweisung garen.
2 Die Paprikaschoten waschen, die Kerne und weißen Innenhäute entfernen und die Frucht in Würfel schneiden. Den Sellerie putzen, waschen und in Scheiben schneiden. Das Hähnchenbrustfilet in mundgerechte Stücke schneiden.
3 In einem Topf 1 Liter Wasser mit dem Würzfond zum Kochen bringen. Das Gemüse in die Brühe geben und bei geringer Hitze ca. 10 Minuten kochen, gelegentlich umrühren.
4 Zwei Minuten vor Ende der Garzeit das Fleisch und die Erbsen dazugeben und mitgaren. Den abgetropften Reis hinzufügen, heiß werden lassen und mit Salz und Pfeffer abschmecken. Den Eintopf mit Petersilie bestreut servieren.

50 g Reis

Salz

je 1 rote und gelbe Paprikaschote

1 Selleriestange

200 g Hähnchenbrustfilet

4 EL flüssiger Würzfond Huhn

150 g TK-Erbsen

Pfeffer

1 EL frisch gehackte Petersilie

Kalbsröllchen mit grünen Bohnen

Für 2 Personen ∎ Zubereitungszeit: ca. 30 Min. ∎ Marinierzeit: ca. 20 Min.
Pro Person: 310,5 kcal ∎ 5,5 g Fett ∎ 10,5 g KH ∎ 15,9 % kcal aus Fett

1 Die Frühlingszwiebel putzen, waschen, in feine Röllchen schneiden und mit der Petersilie, dem Zucker, der Sojasauce und 1 Esslöffel Sherry verrühren.
2 Die Kalbschnitzel salzen und pfeffern. Jeweils ein Viertel der angetauten Bohnen im Bündel auf ein Schnitzel legen und darin fest einrollen. Die Röllchen mit Rouladennadeln feststecken und 20 Minuten in die Marinade legen, nach 10 Minuten einmal wenden.
3 Die Kalbsröllchen aus der Marinade nehmen, trockentupfen und im heißen Öl in einer beschichteten Pfanne zuerst auf der Nahtseite, dann von allen Seiten anbraten. Herausnehmen und warm stellen.
4 Den Bratensatz mit Wein und 50 Milliliter Sherry ablöschen und einkochen. Den Fond, 2 Esslöffel Marinade und Pfeffer hinzufügen und aufkochen lassen. Die Kalbsröllchen in die Sauce legen und etwa 5 Minuten garen. Bei Bedarf die Sauce mit Saucenbinder andicken.

1 Frühlingszwiebel

1 TL frisch gehackte Petersilie

1 TL Zucker

50 ml Sojasauce

1 EL + 50 ml Sherry

2 dünne Scheiben Kalbsschnitzel (à 150 g)

Salz, Pfeffer

150 g dünne grüne TK-Bohnen

1 TL Sonnenblumenöl

125 ml Weißwein

125 ml Kalbsfond (Glas)

evtl. 1–2 TL dunkler Saucenbinder

LOW FETT-30-Tabelle

Lebensmittel, Menge (essbarer Anteil)	Energie (kcal)	Fett (g)	Kohlenhydrate (g)	kcal aus Fett (%)
Getreide und Getreideprodukte				
Glasnudeln, 100 g	160	0.0 g	20.0 g	0.00 %
Haferflocken, 100 g	375	6.3 g	63.3 g	15.12 %
Maggi Reiskugeln (Kochbeutel) Curry, 100 g	117	1.8 g	22.8 g	13.85 %
Mamma lucia Pasta 100 % Hartweizen bunt, 100 g	343	1.4 g	71.0 g	3.67 %
Mamma lucia Tortellini mit Fleischfüllung, 100 g	369	9.6 g	56.1 g	23.41 %
Mamma lucia Tortellini mit Käsefüllung, 100 g	369	7.6 g	60.5 g	18.54 %
Reis, Naturreis, gekocht, 100 g	127	0.7 g	27.3 g	4.96 %
Reis, parboiled, gekocht, 100 g	123	0.3 g	27.6 g	2.20 %
Brot, Brotaufstriche und Frühstückscerealien				
Baguette, 100 g	272	2.0 g	56.0 g	6.62 %
Brand Kokoszwieback, 100 g	420	12.0 g	71.0 g	25.71 %
Brandt Markenzwieback, 100 g	394	6.0 g	74.0 g	13.71 %
Brötchen, hell, 100 g	254	1.7 g	49.6 g	6.02 %
Corny fruchtig herb, 100 g	417	10.3 g	73.5 g	22.23 %
Dr. Oetker Vitalis Knusper Grains Apfel-Zimt, 100 g	401	12.3 g	65.5 g	27.61 %
Erdbeere, Konfitüre, 100 g	256	0.2 g	62.6 g	0.70 %
Fladenbrot (Vollkorn-), 100 g	370	4.0 g	70.0 g	9.73 %
Gutena Filinchen Ballaststoff Active Knusper-Brot, 100 g	377	5.7 g	70.7 g	13.61 %
Gutena Filinchen Vital Knusper-Brot, 100 g	392	5.8 g	71.6 g	13.32 %
Heidelbeere, Konfitüre, 100 g	257	0.0 g	63.6 g	0.00 %
Honig, 100 g	325	0.0 g	81.0 g	0.00 %
Johannisbeer-Gelee, rot, 100 g	247	0.0 g	60.6 g	0.00 %
Kamps Kürbiskernbrötchen, 100 g	301	7.9 g	49.8 g	23.62 %
Kelloggs All-Bran Plus, 100 g	280	3.5 g	49.0 g	11.25 %
Kelloggs Nutri-Grain Kirsche, 100 g	360	8.0 g	69.0 g	20.00 %
Kelloggs Smacks, 100 g	369	1.0 g	83.0 g	2.44 %
Kelloggs Toppas Choco, 100 g	400	12.0 g	64.0 g	27.00 %

Lebensmittel, Menge (essbarer Anteil)	Energie (kcal)	Fett (g)	Kohlen-hydrate (g)	kcal aus Fett (%)
Knäckebrot, 100 g	317	1.3 g	65.3 g	3.69 %
Laugenbrezeln/-brötchen, 100 g	246	1.8 g	50.3 g	6.59 %
Leicht & Cross Knusperbrot Sesam, 100 g	359	3.0 g	71.0 g	7.52 %
Leicht & Cross Vollkorn, 100 g	327	3.0 g	65.0 g	8.26 %
Mehrkornbrötchen, 100 g	233	6.7 g	49.0 g	25.88 %
Mohnbrötchen, 100 g	268	5.4 g	47.0 g	18.13 %
Nestle Banane-Nuss-Clusters, 100 g	395	9.0 g	70.6 g	20.51 %
Nestle Nesquik Knusper-Frühstück, 100 g	394	4.4 g	83.6 g	10.05 %
Pflaumenmus, 100 g	200	0.0 g	50.0 g	0.00 %
Weizenmischbrot, 100 g	239	1.0 g	50.0 g	3.77 %
Weizenschrotbrot, 100 g	219	0.9 g	43.5 g	3.70 %
Backzutaten und -mischungen				
Backpulver, 100 g	89	0.0 g	22.0 g	0.00 %
Blatt Gelatine, weiß, 100 g	352	0.0 g	0.0 g	0.00 %
Bourbon Vanillezucker, 100 g	381	0.1 g	95.0 g	0.24 %
Buitoni, Frischteig, Pizzateig, 100 g	272	6.9 g	45.4 g	22.83 %
Diamant Backmischung für Ciabatta, 100 g	220	0.8 g	46.6 g	3.27 %
Diamant Pizzamischung Amerikanisch, 100 g	340	3.3 g	67.0 g	8.74 %
Diamant Pizzamischung Italienisch, 100 g	325	1.0 g	68.0 g	2.77 %
Dr. Oetker Brownies, 100 g	375	2.2 g	84.1 g	5.28 %
Dr. Oetker Eierkuchenmehl/Pfannkuchenteig, 100 g	333	1.1 g	69.7 g	2.97 %
Dr. Oetker Hefeteig Garant, 100 g	240	0.4 g	13.5 g	1.50 %
Dr. Oetker Käse-Sahne Torte, 100 g	375	0.8 g	86.8 g	1.92 %
Dr. Oetker Mürbeteig, 100 g	348	0.8 g	78.5 g	2.07 %
Dr. Oetker Nusskuchen, 100 g	391	6.4 g	78.8 g	14.73 %
Nestle Zimtstern-Teig, Plätzchenteig, 100 g	388	12.0 g	60.0 g	27.84 %
Puddingpulver, 100 g	349	0.0 g	86.0 g	0.00 %
Zucker, 100 g	400	0.0 g	100.0 g	0.00 %
Eier, Milch und Milchprodukte				
ALDI Frucht-Joghurt 0,1 % F., 100 g	79	0.1 g	15.6 g	1.14 %
Bauer Die Feinen - Fruchtjoghurt, 100 g	95	2.6 g	14.6 g	24.63 %

Lebensmittel, Menge (essbarer Anteil)	Energie (kcal)	Fett (g)	Kohlen-hydrate (g)	kcal aus Fett (%)
Buttermilch, 100 g	39	0.5 g	4.8 g	11.54 %
Ehrmann Almighurt Fruchtjoghurt mild, 100 g	110	2.8 g	18.0 g	22.91 %
Ehrmann Vollkorn Bioghurt, 100 g	95	2.7 g	14.1 g	25.58 %
Exquisa Fitline pur 0,2 % F., 100 g	63	0.2 g	3.9 g	2.86 %
Exquisa Quark 0,2 % F., 100 g	48	0.2 g	3.5 g	3.75 %
Harzer Käse, 100 g	126	0.7 g	0.0 g	5.00 %
H-Milch 1,5 % F., 100 g	47	1.5 g	4.9 g	28.72 %
H-Milch, entrahmt, 100 g	36	0.1 g	5.0 g	2.50 %
Hühnereiklar, 100 g	55	0.2 g	0.7 g	3.27 %
Joghurt aus Magermilch, 100 g	39	0.1 g	4.9 g	2.31 %
Joghurt mit Früchten, gezuckert, 100 g	103	2.5 g	15.5 g	21.84 %
Joghurt 1,5 % F, 100 g	53	1.5 g	5.6 g	25.47 %
Kondensmilch 4 % F., 100 g	128	4.1 g	13.3 g	28.83 %
Milram Vitality ACE Drink, 100 g	52	0.3 g	10.9 g	5.19 %
Molke, süß, 100 g	26	0.2 g	5.0 g	6.92 %
Müller Frucht Molke Orange, 100 ml	31	0.1 g	6.7 g	2.90 %
Müller Milchreis Leicht Schoko, 100 g	73	1.0 g	12.0 g	12.33 %
Müller Milchreis Original Zimt, 100 g	111	2.4 g	19.3 g	19.46 %
Müller ProCult Drink 0,1 % Kirsch, 100 ml	37	0.1 g	5.2 g	2.43 %
Müller Schlemmer Joghurt Waldheidelbeer, 100 g	106	3.5 g	13.8 g	29.72 %
natreen, Vollkorn Müsli-Joghurt (alle Sorten), 100 g	52	1.0 g	7.8 g	17.31 %
Nestle Yoco Tornado Apfel-Banane, 100 g	116	1.3 g	22.5 g	10.09 %
Speisequark, mager, 100 g	78	0.2 g	4.0 g	2.31 %
Südmilch Schichtkäse 10 % F. i. Tr., 100 g	80	2.0 g	3.6 g	22.50 %
Gewürze und Saucen				
Bamboo Garden Chili Sauce, 100 g	230	0.1 g	28.3 g	0.39 %
Birkel Nudel up Tomate-Kräuter, 100 ml	35	0.2 g	6.9 g	5.14 %
Chio Tortillas Dip, 100 g	106	0.3 g	24.8 g	2.55 %
Develey Gewürzketchup, 100 g	106	0.2 g	23.9 g	1.70 %
Develey Mexicana, 100 ml	90	1.5 g	17.3 g	15.00 %
Develey Schaschlik, 100 g	72	0.3 g	15.0 g	3.75 %
Develey Senf Mittelscharf mit Kräutern, 100 g	93	2.5 g	12.8 g	24.19 %

Lebensmittel, Menge (essbarer Anteil)	Energie (kcal)	Fett (g)	Kohlen-hydrate (g)	kcal aus Fett (%)
Hengstenberg Delikatess Balsam Essig, 100 ml	68	0.0 g	18.1 g	0.00 %
Hengstenberg Salsa fruchtig-exotisch, 100 g	7	0.0 g	2.1 g	0.00 %
Kikkoman´s Soja-Sauce, 100 ml	54	0.0 g	5.7 g	0.00 %
Kikkoman´s Süße Soja-Sauce, 100 ml	116	0.0 g	22.7 g	0.00 %
Kikkoman´s Teriyaki Marinade, 100 g	83	0.0 g	15.2 g	0.00 %
Knorr Fix für Lasagne al forno, 100 g	323	10.0 g	44.0 g	27.86 %
Knorr Salatkrönung für kl. Kräuter-Sauce Französ., 100 g	288	2.0 g	49.0 g	6.25 %
Kraft Feinkostsauce El Pueblo Salsa, 100 g	85	0.2 g	19.0 g	2.12 %
Kraft Gartenkräuter Dressing, 100 g	35	0.0 g	7.7 g	0.00 %
Kraft Miracoli Pasta Sauce Tomate-Paprika, 100 g	40	0.3 g	7.5 g	6.75 %
Kühne Salatfix American Caesar, 100 g	242	2.3 g	4.8 g	8.55 %
Kühne Tomato Italiano Knoblauch, 100 g	35	0.9 g	6.4 g	23.14 %
Lorenz Tacitos Salsa Dip Hot, 100 g	130	0.2 g	31.3 g	1.38 %
Maggi Fix für Geschnetzeltes Züricher Art, 100 g	322	6.6 g	56.4 g	18.45 %
Maggi Fix für Hackfleisch Nudel-Pfanne, 100 g	285	9.3 g	33.3 g	29.37 %
Maggi Gourmet Bouillon Huhn, 100 ml	77	1.1 g	8.1 g	12.86 %
Maggi Nudelspass Käse-Sauce, 100 g	343	1.4 g	68.4 g	3.67 %
Maggi Salat mit Pfiff Kräuter-Paprika, 100 g	230	1.0 g	48.0 g	3.91 %
Maggi Texicana Salsa, 100 g	101	0.3 g	23.5 g	2.67 %
Raguletto fix für Bolognese, 100 ml	47	0.2 g	10.0 g	3.83 %
Raguletto Zwiebel & Knoblauch, 100 g	75	1.4 g	10.0 g	16.80 %
Senf, süß, 100 g	125	4.0 g	6.0 g	28.80 %
Thomy Grill & Steak Senf, 100 ml	214	5.7 g	33.3 g	23.97 %
Tomaten Ketchup, 100 g	100	0.1 g	25.0 g	0.90 %
Uncle Ben´s Chinesisch süß-sauer, 100 g	367	0.0 g	21.4 g	0.00 %
Kuchen, Gebäck und Knabbereien				
Bahlsen ABC, 100 g	398	1.0 g	90.0 g	2.26 %
Bahlsen Akora Kekse Edelherb, 100 g	392	11.0 g	68.0 g	25.26 %
Bahlsen Bunte Lebkuchen Mischung, 100 g	390	7.0 g	77.0 g	16.15 %
Bahlsen Grandessa, 100 g	393	10.0 g	71.0 g	22.90 %
Bahlsen Herbstblüten, 100 g	442	13.0 g	75.0 g	26.47 %
Bahlsen Jupiter Kekse Vollmilch, 100 g	390	10.0 g	69.0 g	23.08 %

Lebensmittel, Menge (essbarer Anteil)	Energie (kcal)	Fett (g)	Kohlen-hydrate (g)	kcal aus Fett (%)
Bahlsen Leibniz Butterkeks, 100 g	446	11.0 g	78.0 g	22.20 %
Bahlsen Mini Domino Edelherb, 100 g	405	13.0 g	68.0 g	28.89 %
De Beukelaer Milch Butterkeks, 100 g	427	11.0 g	74.0 g	23.19 %
De Beukelaer PiMs Orange, 100 g	385	12.0 g	66.0 g	28.05 %
Griesson Soft Cake Zitrone, 100 g	377	9.0 g	70.0 g	21.49 %
Gutena Knobi Filinchen Der Waffelsnack, 100 g	406	9.6 g	68.1 g	21.28 %
Gutena Zwiebel Filinchen Der Waffelsnack, 100 g	405	9.7 g	67.4 g	21.56 %
Leicht & Cross Knusperscheiben, 100 g	413	9.0 g	73.0 g	19.61 %
Löffelbiskuit, 100 g	400	0.0 g	80.0 g	0.00 %
Lorenz Baff Popcorn, 100 g	420	8.0 g	84.0 g	17.14 %
Lorenz Brezies, 100 g	368	4.0 g	72.0 g	9.78 %
Lorenz Salzletten, 100 g	389	6.0 g	72.8 g	13.88 %
LOW FETT 30 Schipps, 100 g	438	14.0 g	73.0 g	28.77 %
Neukircher Röst Biskuit, 100 g	394	5.5 g	74.6 g	12.56 %
Neukircher Wild Berries Himbeere, Feingebäck , 100 g	393	7.4 g	71.9 g	16.95 %
XOX Apfelchips, 100 g	300	0.9 g	72.0 g	2.70 %
Süßigkeiten				
3 Musketeers Schokoriegel, 100 g	430	13.3 g	76.2 g	27.84 %
Dr. Oetker Creme Tiramisu, 100 g	441	10.9 g	79.3 g	22.24 %
Dr. Oetker Dessert-Soße Schokolade, ohne Kochen, 100 g	364	2.0 g	82.6 g	4.95 %
Dr. Oetker Garant Grießpudding, 100 g	364	0.2 g	88.2 g	0.49 %
Dr. Oetker Milchnudeln Vanille-Geschmack, 100 g	360	0.9 g	81.7 g	2.25 %
Dr. Oetker Milchreis nach klassischer Art, 100 g	356	0.4 g	83.9 g	1.01 %
Dr. Oetker Paradies-Creme Sahne-Karamel, 100 g	452	13.0 g	81.6 g	25.88 %
Haribo A–Z, 100 g	340	0.0 g	78.0 g	0.00 %
Haribo Berries, 100 g	350	0.0 g	84.0 g	0.00 %
Haribo Saure Pommes, 100 g	340	0.0 g	79.0 g	0.00 %
Katjes Almdudler, 100 g	329	0.0 g	75.0 g	0.00 %
Katjes Fred Ferkel, 100 g	335	0.0 g	78.0 g	0.00 %
Katjes Lakritz-Batzen, 100 g	329	0.0 g	76.0 g	0.00 %
Katjes Salzige Heringe, 100 g	345	0.0 g	85.0 g	0.00 %
Kühne Rote Grütze Gartenfrucht, 100 g	99	0.2 g	23.0 g	1.82 %

Lebensmittel, Menge (essbarer Anteil)	Energie (kcal)	Fett (g)	Kohlen-hydrate (g)	kcal aus Fett (%)
Nappo, 100 g	391	6.7 g	81.4 g	15.42 %
Nappo mit Haselnüssen u. Puffreis, klein, 100 g	416	10.1 g	78.6 g	21.85 %
Nestle After Eight, 100 g	423	13.0 g	74.0 g	27.66 %
Nestle Mousse au Chocolat Noir, 100 g	142	3.4 g	20.3 g	21.55 %
Nestle Nesquik Schoko-Sirup, 100 g	275	1.0 g	64.0 g	3.27 %
Nestle Smarties, 100 g	455	15.0 g	75.0 g	29.67 %
Puddis Milchpudding Karamell, 4 x 125 g, 100 g	104	2.1 g	19.0 g	18.17 %
Pulmoll Classic, 100 g	388	0.1 g	96.8 g	0.23 %
Pulmoll Orange, zuckerfrei, 100 g	239	0.0 g	97.0 g	0.00 %
Storck Campino Erdbeeren & Sahne, 100 g	424	8.5 g	86.1 g	18.04 %
Storck Karamell-Riesen, 100 g	406	10.4 g	77.5 g	23.05 %
Storck Schokolinchen, 100 g	405	8.4 g	80.6 g	18.67 %
Storck Super Dickmann's, 100 g	366	9.0 g	68.0 g	22.13 %
Storck Werthers Original, 100 g	430	8.9 g	85.7 g	18.63 %
Zott Mocca, 100 g	107	3.1 g	16.1 g	26.07 %
Fertiggerichte				
D`Angelo Cappelletti mit Pute, semi-frisch, 100 g	298	5.0 g	52.0 g	15.10 %
D`Angelo Fagottini mit Spinat & Gemüse, 100 g	232	2.0 g	43.0 g	7.76 %
Du darfst Entenfleisch mit Bouillonkartoffeln, 100 g	296	8.0 g	38.0 g	24.32 %
Du darfst Kabeljaufilet in heller Soße, 100 g	289	8.3 g	20.3 g	25.85 %
Du darfst Schweinebraten, 100 g	239	7.0 g	21.0 g	26.36 %
Du darfst Spinat-Nudel-Suppe, 100 g	142	4.2 g	22.4 g	26.62 %
Efko Bohnensalat, 100 g	20	0.1 g	2.9 g	4.50 %
Efko Rohkost-Salat, 100 g	15	0.1 g	2.1 g	6.00 %
Erasco 1-Portion Gebackene Bohnen, 100 g	65	0.9 g	9.6 g	12.46 %
Erasco 1-Portion Ital. Tomaten-Nudeltopf, 100 g	45	0.6 g	7.6 g	12.00 %
Erasco 1-Portion Spaghetti in Tomaten-Sauce, 100 g	52	0.7 g	9.4 g	12.12 %
Erasco Chili con carne, 100 g	86	1.5 g	10.1 g	15.70 %
Erasco Feine Suppen Französische Zwiebelsuppe, 100 g	30	0.8 g	4.4 g	24.00 %
Erasco Feine Suppen Indonesische Bihun-Suppe, 100 g	68	1.6 g	10.4 g	21.18 %
Erasco Griech. Reispfanne, 100 g	166	5.4 g	23.8 g	29.28 %
Erasco Heisse Tasse Chin. Gemüses. süß-sauer, 100 g	32	0.4 g	6.5 g	11.25 %

Lebensmittel, Menge (essbarer Anteil)	Energie (kcal)	Fett (g)	Kohlen-hydrate (g)	kcal aus Fett (%)
Erasco Heisse Tasse extra Grüne Nudels. mit Käse, 100 g	75	1.7 g	13.0 g	20.40 %
Erasco Heisse Tasse extra Indische Nudels. mit Curry, 100 g	53	1.1 g	9.5 g	18.68 %
Erasco Heisse Tasse extra Kartoffelsuppe mit Speck, 100 g	61	1.8 g	9.8 g	26.56 %
Erasco Heisse Tasse Swing Blumenkohl Broccoli Pasta, 100 m	72	1.2 g	13.0 g	15.00 %
Erasco Ital. Sommergemüsetopf, 100 g	31	0.8 g	5.0 g	23.23 %
Erasco Spätzletopf mit Linsen, 100 g	71	2.1 g	9.0 g	26.62 %
Gewiko Feuertopf, 100 g	84	2.4 g	10.5 g	25.71 %
Gewiko Sauerbraten, 100 g	99	1.8 g	13.1 g	16.36 %
Hengstenberg Mildessa Pausensalate Asia, 100 g	42	0.4 g	8.6 g	8.57 %
Hengstenberg Sellerie Salat, 100 g	25	0.2 g	5.3 g	7.20 %
Herta Ochsenschwanzsuppe, 100 g	90	2.0 g	6.0 g	20.00 %
Knorr Deftiger Erbsen-Topf mit Speck (2 Teller), 100 g	304	6.0 g	43.0 g	17.76 %
Knorr Feinschmecker Lauchcreme-Suppe (2 Teller), 100 g	420	26.0 g	38.0 g	55.71 %
Knorr Hütten Snack Schinken Hörnli (2 Port.), 100 g	368	7.9 g	59.6 g	19.32 %
Knorr Hütten Snack Tomaten Hackfl. Reis (2 Port.), 100 g	364	6.3 g	65.0 g	15.58 %
Knorr Spaghetteria Nudeln in Pilzsauce (2 Port.), 100 g	356	9.0 g	57.0 g	22.75 %
Knorr Spaghetteria Spaghetti Carbonara (2 Port.), 100 g	398	13.0 g	56.0 g	29.40 %
Knorr Suppenliebe Chines. Gemüses. (3 x 1 Port.), 100 g	326	3.0 g	69.0 g	8.28 %
Knorr Suppenliebe Spargelcremes. (3 x 1 Port.), 100 g	391	12.0 g	68.0 g	27.62 %
Kühne Country Beans Bohnensalat Orient, 100 g	111	1.0 g	19.0 g	8.11 %
Kühne Puszta-Salat, 100 g	29	0.2 g	6.0 g	6.21 %
Lacroix Doppelte Kraftbrühe, 100 ml	8	0.0 g	0.1 g	0.00 %
Lacroix Gulaschsuppe, 100 g	46	1.1 g	5.0 g	21.52 %
Maggi 5 Minuten Terrine Nudeln in Tomate-Mozzarella-Sauce, 100 g	405	12.1 g	64.0 g	26.89 %
Maggi American Pasta Dream Maccaroni & Cheese, 100 g	390	9.1 g	61.8 g	21.00 %
Maggi Asia Nudel Snack Soto Ayam, 100 g	335	1.3 g	64.5 g	3.49 %
Maggi Deutsch. Lande Schwäb. Maultäschles., 100 g	368	11.4 g	53.0 g	27.88 %
Maggi Ein-Teller Kartoffeltopf Ratsherren Art, 100 ml	55	1.8 g	8.3 g	29.45 %
Maggi Gemüseravioli, 100 g	76	1.2 g	14.0 g	14.21 %
Maggi Internat. Spezialitäten Italien. Tortellini-Suppe, 100 g	358	9.1 g	53.4 g	22.88 %
Maggi Mahlzeit Nudel-Eintopf mit Rindfleisch, 100 g	368	6.3 g	63.8 g	15.41 %
Maggi Mahlzeit Tomatensuppe mit Ravioli, 100 g	304	4.5 g	49.3 g	13.32 %

Lebensmittel, Menge (essbarer Anteil)	Energie (kcal)	Fett (g)	Kohlen-hydrate (g)	kcal aus Fett (%)
Maggi Nudelspass Gemüse-Suppe, 100 g	326	1.2 g	62.2 g	3.31 %
Maggi Pastaria Käse-Fusilli in cremiger Käse-Sauce, 100 g	398	10.0 g	58.0 g	22.61 %
Maggi Spaghetti Bolognese, 100 g	56	0.5 g	11.1 g	8.04 %
Maggi Wirtshaus Linsen-Spätzletopf, 100 g	361	6.2 g	59.3 g	15.46 %
Pfanni Frische-Pack Bratkartoffeln, 100 g	93	3.0 g	14.0 g	29.03 %
Pfanni Herz. Schmank. Kräuter-Schmarrn (2–3 Port.), 100 g	376	10.0 g	53.0 g	23.94 %
Pfanni Kartoffel-Suppe, 100 g	312	2.1 g	67.4 g	6.06 %
Pfanni Süße Schmank. Apfel-Vanille-Taler (2 Port.), 100 g	375	4.0 g	66.0 g	9.60 %
Zamek Int. Spezialtopf Irischer Hochlandtopf, 100 g	62	2.0 g	7.0 g	29.03 %
Tiefkühlkost				
Agrarfrost Kartoffel-Auflauf Brokkoli, 100 g	86	2.0 g	14.0 g	20.93 %
Alberto Pizza Vegetale, 100 g	169	5.0 g	23.0 g	26.63 %
bofrost bo*Frühlingsrollen 243, 100 g	157	5.0 g	20.0 g	28.66 %
bofrost Bruschetta Schinken und Käse 264, 100 g	197	6.0 g	25.5 g	27.41 %
bofrost Bruschetta Tomate / Morzzarella 264, 100 g	180	4.3 g	27.7 g	21.50 %
bofrost Chines. Schweinefleisch süß / sauer 193, 100 g	140	4.0 g	19.0 g	25.71 %
bofrost Fischfilet Crossada 476, 100 g	126	0.8 g	17.9 g	5.71 %
bofrost Fischletten 483, 100 g	112	0.8 g	10.9 g	6.43 %
bofrost Fleischspieße, mariniert 381, 100 g	116	2.9 g	0.9 g	22.50 %
bofrost Gemüse-Wildreis-Mischung 789, 100 g	114	3.2 g	17.5 g	25.26 %
bofrost Hähnchen-Schnitzel Cordon Bleu 309, 100 g	146	2.7 g	11.1 g	16.64 %
bofrost Hawaii-Baguette 267, 100 g	204	4.7 g	32.3 g	20.74 %
bofrost Heidelbeer-Pfannkuchen 291, 100 g	130	1.3 g	23.8 g	9.00 %
bofrost Lousiana Pfanne 277, 100 g	91	2.0 g	11.3 g	19.78 %
bofrost Nudelpfanne Milano 287, 100 g	77	1.7 g	11.4 g	19.87 %
bofrost Penne Rialto 569, 100 g	181	5.0 g	28.0 g	24.86 %
bofrost Penne Vier Käse 295, 100 g	149	4.6 g	20.5 g	27.79 %
bofrost Pfifferling Reispfanne 759, 100 g	114	3.2 g	18.6 g	25.26 %
bofrost Pommes frites II 652, 100 g	122	3.9 g	19.4 g	28.77 %
bofrost Putengeschnetzeltes Provencale 441, 100 g	94	2.0 g	13.0 g	19.15 %
bofrost Rinderbraten Klassische Art 443, 100 g	81	2.2 g	8.3 g	24.44 %
bofrost Vollwert: Broccoli-Käse-Crossi 174, 100 g	113	3.6 g	15.4 g	28.67 %

Lebensmittel, Menge (essbarer Anteil)	Energie (kcal)	Fett (g)	Kohlen-hydrate (g)	kcal aus Fett (%)
Costa Lachssteak, 100 g	118	3.6 g	0.0 g	27.46 %
Costa Sushi, 100 g	153	1.1 g	25.3 g	6.47 %
Dr. Oetker Die Ofenfrische Pizza Campignon, 100 g	175	5.0 g	25.3 g	25.71 %
Dr. Oetker Die Ofenfrische Pizza Paprika-Bolognese, 100 g	197	6.0 g	26.6 g	27.41 %
Dr. Oetker Ofenfr. Pizza Schinken-Zwiebel-Spezial, 100 g	193	5.4 g	28.9 g	25.18 %
Dr. Schnetkamp Vollwert Blumenkohl-Käse-Med., 100 g	110	2.5 g	16.9 g	20.45 %
Dr. Schnetkamp Vollwert Gemüse-Medaillon, 100 g	132	2.4 g	21.8 g	16.36 %
Dr. Schnetkamp Vollwert Gemüse-Rösti, 100 g	88	0.2 g	19.6 g	2.05 %
Dr. Schnetkamp Vollwert Kartoffel-Kräuter-Schnitte, 100 g	170	8.0 g	20.0 g	42.35 %
Dr. Schnetkamp Vollwert Spinat-Medaillon, 100 g	189	9.0 g	22.0 g	42.86 %
Dr. Schnetkamp Vollwertecke Broccoli-Möhren, 100 g	134	2.4 g	23.4 g	16.12 %
Iglo 3 Riesen-Germknödel ohne Mohn-Zucker, 100 g	268	5.0 g	52.0 g	16.79 %
Iglo Baguettes Schinken, 100 g	220	5.6 g	33.0 g	22.91 %
Iglo Bistro Baguettes Champignon, 100 g	215	7.0 g	30.0 g	29.30 %
Iglo Bistro Baguettes Thunfisch, 100 g	216	6.8 g	28.5 g	28.33 %
Iglo Ciabattino Tomate-Mozzarella, 100 g	222	5.5 g	34.5 g	22.30 %
Iglo Farmers-Gemüse, 100 g	35	0.2 g	5.4 g	5.14 %
Iglo Hähnchenfilet in Salbeisauce, 100 g	90	2.6 g	8.3 g	26.00 %
Iglo Kruston Frischkäse-Tomate, 100 g	235	7.2 g	35.0 g	27.57 %
Iglo Pasta Gnocchi mit Tomate-Mozzarella, 100 g	135	4.0 g	19.0 g	26.67 %
Iglo Penne Gorgonzola, 100 g	134	4.1 g	19.0 g	27.54 %
Iglo Tagliatelle mit Ruccola-Champignonsauce, 100 g	119	2.1 g	19.6 g	15.88 %
McCain American Dinner classic, 100 g	169	5.4 g	25.2 g	28.76 %
McCain Golden Americans, 100 g	134	4.0 g	22.0 g	26.87 %
Mr. Wok Jadezauber, 100 g	115	2.0 g	17.0 g	15.65 %
Schne-Frost Backofen-Frites, 100 g	151	4.8 g	24.2 g	28.61 %
Schne-Frost Gnocchi, 100 g	141	1.7 g	33.3 g	10.85 %
Schne-Frost Kartoffel Omelettes, 100 g	152	1.0 g	33.0 g	5.92 %
Schne-Frost Röstinchen, 100 g	83	1.0 g	18.0 g	10.84 %
Wagner »La Pizza« Prosciutto-Rucola	192	6.2 g	24.5 g	29.06 %
Wagner »La Pizza« Salmone-Spinaci	189	5,9 g	24.0 g	28.10 %
Wagner Bruschetta Cocktail Crema	182	4.1 g	30.4 g	20.27 %
Wagner Bruschetta Tomate Basilikum	186	5.1 g	30.2 g	24.68 %

Lebensmittel, Menge (essbarer Anteil)	Energie (kcal)	Fett (g)	Kohlenhydrate (g)	kcal aus Fett (%)
Eis				
bofrost Bunte Seeschlange 108, 100 g	86	0.4 g	20.5 g	4.19 %
bofrost Cola Quetschtüte 108, 100 g	80	0.0 g	20.0 g	0.00 %
bofrost Sorbet Zitrone Wodka 051, 100 g	131	3.1 g	21.7 g	21.30 %
bofrost Waffelhörnchen 046, 100 g	376	3.0 g	77.4 g	7.18 %
Eismann Diätbecher Erdbeer	139	3.2 g	18.7 g	20.72 %
Eismann Diätbecher Schoko	151	4.9 g	17.9 g	29.21 %
Eismann Eddy's teddy Erdbeer	72	0.0 g	18,0 g	0,0 %
Langnese Calippo Cola, 1 Stück	87	0.0 g	21.5 g	0.00 %
Langnese Capri, 1 Stück	52	0.1 g	12.6 g	1.73 %
Langnese Cremissimo Créme Trüffel, 1 Stück	219	6.6 g	20.4 g	27.12 %
Langnese Cuja Mara Split, 1 Stück	97	2.9 g	16.5 g	26.91 %
Langnese Mini Milk Schokolade, 1 Stück	32	0.8 g	5.0 g	22.50 %
Langnese Solero Exotic, 1 Stück	112	3.0 g	19.7 g	24.11 %
Langnese Solero Shots Citrus, 1 Stück	22	0.2 g	4.7 g	8.18 %
Langnese Super Twister Choc, 1 Stück	121	2.9 g	21.4 g	21.57 %
Nestle Motta Carioca, 100 ml	109	3.2 g	18.9 g	26.42 %
Nestle Motta Jimmy E, 100 ml	88	0.0 g	22.0 g	0.00 %
Nestle Motta Wellness Lemon, 100 ml	26	0.0 g	6.7 g	0.00 %
Schöller load!, 100 g	180	5.6 g	30.5 g	28.00 %
Getränke				
Apfelsine, Saft, Konzentrat, 100 g	212	1.5 g	47.1 g	6.37 %
becker's bester Frühstücksvitamine, 100 g	20	0.1 g	4.1 g	4.50 %
eckes hohes C Multivitamin Mehrfruchtsaft, 100 g	39	0.5 g	9.0 g	11.54 %
Jacobs Cappuccino Family, 100 ml	401	12.0 g	64.2 g	26.93 %
Multaben Figur System Ananas Drink, 100 g	378	6.9 g	51.0 g	16.43 %
natreen Eistee Zitrone / Pfirsich, 100 g	12	0.0 g	3.0 g	0.00 %
natreen Fit & aktiv Good morning, Apfel-Banane-Orange, 100 g	27	0.1 g	5.6 g	3.33 %
Nestle Nescafe Typ Cappucino, cremig-zart, 100 g	38	0.8 g	5.8 g	18.95 %
Nestle Nescafe Typ Wiener Melange, 100 g	55	1.5 g	8.5 g	24.55 %
Nestle Nescafe X-press white, 1 Dose, 100 ml	46	1.2 g	7.2 g	23.48 %

Register

Impressum

Bibliografische Information Die Deutsche Bibliothek
Die Deutsche Bibliothek verzeichnet diese Publikation in
der Deutschen Nationalbibliografie; detaillierte bibliografische Daten sind im Internet über http://dnb.ddb.de
abrufbar.

Wichtiger Hinweis
Die im Buch veröffentlichten Ratschläge wurden mit
größter Sorgfalt von Verfassern und Verlag erarbeitet
und geprüft. Eine Garantie kann jedoch nicht übernom-
men werden. Ebenso ist eine Haftung der Verfasser bzw.
des Verlages und seiner Beauftragten für Personen-,
Sach- oder Vermögensschäden ausgeschlossen.

© 2003 Knaur Ratgeber Verlage.
Ein Unternehmen der Droemerschen Verlagsanstalt
Th. Knaur Nachf. GmbH & Co. KG, München.
Alle Rechte vorbehalten

Das Werk einschließlich aller seiner Teile ist urheber-
rechtlich geschützt. Jede Verwertung außerhalb des

Urhebergesetzes ist ohne Zustimmung des Verlages
unzulässig und strafbar. Das gilt insbesondere für
Vervielfältigungen,

Übersetzungen, Mikroverfilmungen und die Einspeiche-
rung und Verarbeitung in elektronischen Systemen. Bei
der Anwendung in Beratungsgesprächen, im Unterricht
und in Kursen ist auf dieses Buch hinzuweisen.

Projektleitung: Kathrin Gritschneder
Redaktion: Damla Özbay, Dagmar Schmohl
Herstellung und Satz: Dagmar Guhl
Fotos: Foodcentrale, Hamburg
Umschlag: Daniela Meyer
Reproduktion: Premedia GmbH, Wels / Österreich
Druck und Bindung: Offizin Andersen Nexö, Zwenkau
Printed in Germany

ISBN 3-426-66786-X

Gedruckt auf elementar chlorfrei gebleichtem Papier

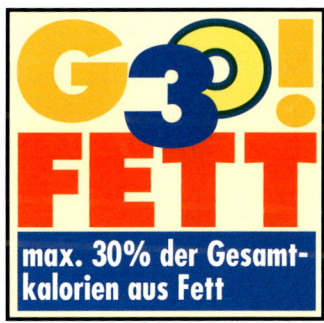

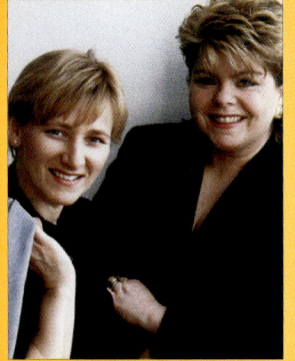
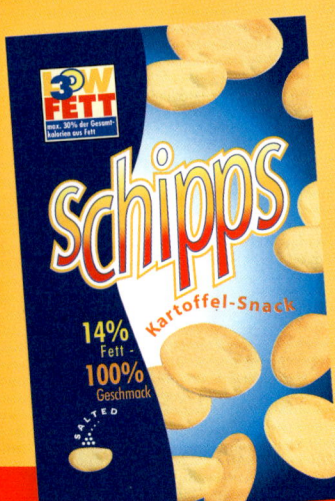
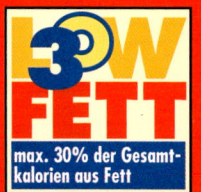
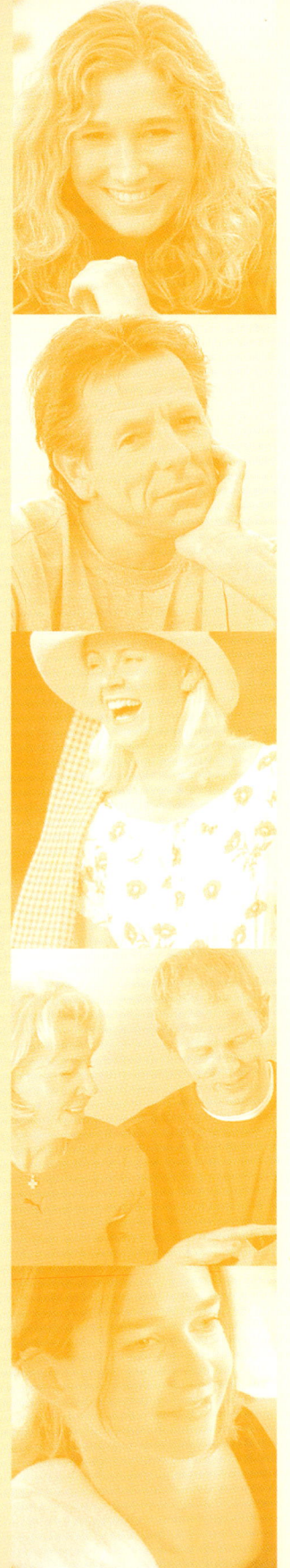